へるす出版新書
017

「特定看護師(仮称)」とは何か？
新時代のチーム医療推進に向けて

対談
有賀　徹
Aruga Tohru
中村惠子
Nakamura Keiko

HERUSU SHUPPAN

「特定看護師（仮称）」とは何か？──新時代のチーム医療推進に向けて●目次

Ⅵ―まだ見えにくい「特定看護師（仮称）像」

資料編……………109

序にかえて

本書のタイトルを目にし、「えっ、なぜ、この時期に、このテーマなの？」と、疑問をもたれた読者が少なくないのではないだろうか。

「特定看護師（仮称）」は、患者に提供する医療の質を担保していくために、チーム医療をいかに推進していくかを協議してきた厚生労働省の検討会が、従来の看護業務よりも広い範囲の医療行為を担うことのできる看護師の導入が不可欠であるとして、創設を提言したものである。

現時点では、その名にカッコつきで「仮称」とあるように、特定看護師（仮称）が国の制度としてスタートしているわけではない。

現在医師が行っている医療行為のうち、特定の教育や研修を受けた看護師が担っていくべき行為は何か、その特定の医行為を行うためにはどのような専門的教育や集中的訓練が必要なのか等々、クリアすべき課題はまだ多く残されており、現在、検討会の提言を受けて新たに設置された会議やワーキンググループ等で、調査、研究が鋭意進められているところである。つまり、検討会により提言はされたものの、まだ何一つ最終決定には至っていないのである。

こうした現状からすれば、このタイトルでの、この時期での本書の出版に疑問をもたれる方がいても不思議ではない。

一方、先の検討会が設置された2009年の夏以降、「特定看護師（仮称）」という言葉が、医療、看護メディア上に散見されるようになった。検討会が別表に示す、「特定看護師（仮称）」という文言を盛り込んだ報告書、「チーム医療の推進について」を公表した2010年3月以降は、全国紙の社説等でも頻繁に取り上げられるようになった。

その内容は、より高度な医療技術を身につけた看護師の誕生が、やがてやってくる超高齢社会の救世主となることを期待するなど、多くは歓迎的なものになっている。だが、

（仮称）のとれてしまっている表記には、「あれあれ」と思わされたりもする。

また、取材等でお邪魔した医療現場で、「特定看護師（仮称）ができたら、私たちがこれまでやってきたことができなくなってしまうのでは……」などと、看護師から不安や不満をぶつけられることも多々あった。

こんな現状から、今話題になっているチーム医療の中における特定看護師（仮称）というものが、なぜ必要とされているのか、検討会の提言を受け、その実現に向けて、今、いかなる課題と取り組んでいるのか――。少なくとも当事者である看護職の方々には、さらにはチーム医療として協働、連携していく仲間である医師や関係職種の方々にも、その現状を正しく認識していただく必要があると考え、本書の緊急出版を決定した。

編纂の手法としては、できる限り最新の情報をリアルに伝えるために、対談という手法を選択した。内容に正確を期すために、関連資料も豊富に盛り込んでいる。

対談は、いずれも日々、超多忙の厳しいスケジュールを調整していただき、検討会の委員を務められた上で、今まさにワーキンググループの座長として看護業務実態調査等に取り組んでおられる有賀徹氏と、日本看護協会では認定看護師制度委員会の委員長、および各種看護学会の理事を務められ、看護師としての臨床経験も豊富な中村恵子氏にお願いした。

話は、特定看護師（仮称）という新資格が提言されるに至った背景から始まった。話の流れに沿って読み進めてもらうもよし、目次を見て気になっているテーマから読み始めていただいても結構。どういう業務を行う人を特定看護師（仮称）と呼ぶことになるのかをイメージしつつ、新しい時代のチーム医療における新しい看護師像について理解を深め、特定看護師（仮称）の可能性を展望していただけたら本望である。

編集部

別　表

「チーム医療の推進に関する検討会」報告書が提言する
「特定看護師（仮称）」とは

●一定の医学的教育・実務経験を前提に専門的な臨床実践能力を有する看護師が、医師の指示（場合によっては「包括的指示」）を受けて、従来一般的には看護師が実施できないと理解されてきた医行為を幅広く実施できるために構築する新たな枠組み
（編集部注：2009年8月から、厚生労働省の「チーム医療の推進に関する検討会」において、チーム医療の向上を図る方策の要として看護師の役割拡大を中心に議論が重ねられてきた。その報告書は2010年3月19日に出されたが、その中で看護師の実施可能な行為拡大のための新たな枠組みとして「特定看護師（仮称）」の創設が提言された）

「特定看護師（仮称）」の要件例

●特定看護師（仮称）には、その業務の性格に照らし
①看護師とし一定の実務経験を有する
②特定看護師（仮称）の養成を目的とするものとして第三者機関が認定した大学院修士課程を修了している
③第三者機関による知識・能力・技術の確認・評価を受ける
ことが求められる

●この要件は、医療現場や類似の看護師の養成に取り組む大学院修士課程の関係者等の協力を得て専門的・実証的な検討を行った上で最終決定する

（下線は編集部）

Ⅰ　「チーム医療推進」の流れの中で

イメージしにくい「特定看護師（仮称）」像

有賀　厚生労働省では、昨年来、「チーム医療」の充実と推進を図るための具体的な方策について、検討を重ねてきました。僕も、その、「チーム医療の推進に関する検討会」の一委員として、議論に参加させていただいてきましたが、その中で、本日のテーマである「特定看護師（仮称）」という言葉が出てきました。

この特定看護師（仮称）については、看護・医療界のみならず、広く一般社会においても、さまざまなかたちで注目と言いますか、関心を集めています。しかし、どうでしょう。特定看護師（仮称）を創設してみてはどうかとの提案はあったものの、具体的な話は、今まさに検討が進んでいる段階であって、その姿はなかなか見えづらく、イメージしにくいのが現状です。

そこで本日は、若い頃の一時期は職場を共にし、最近では日本臨床救急医学会など、主に救急医療の領域における活動を通じて親交のある中村恵子さんに、改めて看護のお立場から忌憚のないお考えをお聞かせ願いながら、特定看護師（仮称）とはいったい何をする看護師なのか、なぜ必要なのか、今どのようなことが検討されていて、今後の課題は何かといったことについて率直な意見を交わす中で、その姿を少しでも鮮明にしていけたらと思っています。よろしくお願いいたします。

中村　こちらこそ。私もまだ具体的に像が描けないでいる状況ですので、どうぞお手柔らかにお願いいたします（笑）。

直接のきっかけは医師の多忙さだった

有賀　ところで、そもそも今回チーム医療の推進ということを改めて検討しようということになり、厚生労働省に検討会まで設置されるに至った背景には、それなりの理由と言いますか、社会的な背景があったわけでして、まずはそのへんの僕の理解から述べさせていただきます。

中村　承ります。

有賀　歴史をさかのぼればきりがありませんが、直接のきっかけとしては、在院期間の短縮化を進めようという国の方針もあり、特に急性期の病院において、医師の仕事量があまりにも多すぎて、忙しすぎるという問題がありました。そこで、医師以外の、看護師さんをはじめとする医療スタッフのみなさんにお願いできる仕事がもしあるのであれば、それを現場のいろいろな医療職の人たちに、それぞれの専門性に見合うかたちで分担してもらっていくようなことを、もっと積極的にやっていこうではないか、という話になったわけです。

そういったところから、チーム医療をより充実させ、盛り上げていこうという話になったのだと、僕は理解しています。

この国にはチーム医療の必然性がある

有賀　同時にその底流には、現場の医師たちが忙しいとか忙しくないとかいう話とはまったく別個に、おそらくチーム医療そのものが、私たちの国においては歴史的な必然性があったのだとも思っております。

　それはなぜかと言いますと、いわゆる２０２５年問題、つまりベビーブーマーと呼ばれる世代が75歳以上になる２０２５年に、この国は超高齢社会となり、認知症の高齢者が増加し、要介護者が大幅に増えるなどして、医療や介護、福祉の需要がますます増えてくる（**巻末資料編1参照**）ということが、このところ盛んに言われています。しかし、そんな15年も先のことを心配する以前の話として、今現在、僕らの前に現れる患者さんたちは、すでにかなり高齢化しています。

　患者さんが高齢化してくると、これはもう坊主に説法のようなことになってしまいますから詳しくは言いませんが、一人の患者さんがいくつもの臓器に問題を抱えているわけです。また、高齢になればなるほど、患者さんおひとりお一人に、長い年月をかけて培ってきたその方なりの生活の質というものもあります。したがって、病院、地域の別なく、医療が行われている現場においては、患者さんやご家族が僕ら医療者に求めるサービスの内容が実に濃くなってきていますし、多様化もしている。また、水準もかなり高くなってきています。

表１　チーム医療の必然性

●医療に関する情報量が爆発的に増加してきたことに対して、医師だけでは追いつかない

●患者の権利を尊重するという基本は、今後縮小することはあり得ない

●増大してきた医師の業務を全て医師だけで将来的にも担って行こうという考え方は非現実的であり、副作用が大きい

●さまざまな職種とのチームワークによってのみ、高いレベルの医療が維持できる

（下線は編集部）

資料　2009年10月５日 厚生労働省第２回チーム医療の推進に関する検討会、資料２／桐野高明：医師のマンパワーとチーム医療

ですから、治療中の患者さんはもちろんですが、たとえば患者さんが退院して自宅に帰って行くとなった時にも、一人の医師や一人の看護師だけでなく、いろいろな職種のスタッフが知恵を出し合い、策をめぐらしながら、その地域に戻してあげるということが必要になってきます。その組織性を整えて、患者さんが求めていることにより良いかたちで応えていくには、チーム医療の充実ということが必要になってくるのだろうと思うわけです（**表１参照**）。

これは、一国民として、さらには一医療者として僕なりに考えていることですが、中村さんはどのようにお考えですか。

「今さらなぜチーム医療？」の疑問に答えて

中村　大きな筋書きは、まさに今、先生がおっしゃったとおりだろうと思いますが、医師が繁忙だから特定看護師（仮称）が前面に出されることへの看護師の抵抗は大きいことを踏まえておく必要があると思います。

その上で、これは看護職に限ったことではないと思いますが、厚生労働省のような中央からは遠いところにいて、すでにチーム医療をずっと行ってきている者には、「今頃なぜチーム医療なんていう言葉が改めて取り沙汰されて、このような検討会になったのだろう」という疑問があります。

有賀　その、「なぜ今さら……」という感想は、僕だってもちましたよ。チーム医療はすでにやってきているわけですから。

中村　そうですよね。ですから、その「なぜ今さらなのか」という疑問に答える必要があるかと思うわけです。そしてその疑問を解くのが、先生が今おっしゃった、私たちが対象にしている患者さんが大きく変わってきている中で、患者さんやご家族が求めてきていることにより良いかたちで応えていくためには、今までやってきたチーム医療をこれまで以上のものに改善していくとともに、より広めていく必要があるのだ、という話なのだろうと思います。

医療の在り方を大きく変える必要があった

中村　そこでぜひご紹介したいのが、今年（２０１０年）の8月に、横浜で開かれた日本看護管理学会の年次大会における講演で、厚生労働省の野村陽子看護課長が話しておられたことです。この国の医療の在り方を大きく変える必要があったということを、非常にわかりやすく話しておられました。

つまり、より質が高く、安心で安全な医療を求める国民の声が日増しに高まる一方で、医療の現場に目を向けると、医療技術の高度化、複雑化や専門分化などに伴う業務の煩雑化と増大などにより疲弊してきており、オーバーな言い方をすれば、医療の提供体制の在り方が根本的に問われるような状況に陥ってきている。そこで厚生労働としては、これは何とかしなくてはいけないということになり、医療のパフォーマンスをあげる方向で話が動き出してきたのだ、という説明です。

もちろんその背景には、さまざまな方面での動きもあったそうです。看護の世界で言えば、諸外国でナースプラクティショナー、つまりNPが、かなり活躍するようになってきたとか、今までいなかった国でもNPを制度化するようになったといった世界的な動きも、看護師たちはしっかりウォッチングしていて、日本はなぜそういう方向にいかないのかという声が高まってきていたこともありました。

また、専門看護師や認定看護師の登場により、看護師免許だけではなく、その上の資格を目指す者が数多く出てきた。しかも、一般の看護師とは違う勉強をしたその人たちが、ある一定の業務を特別にやるようになり、患者さんサイドや医師をはじめとする医療スタッフサイドからもそれなりの評価を得るようにもなってきた、ということも話しておられました。

このような一連の動きを受け、もちろん厚生労働省以外の政府内部などからの強い要望もあり、厚生労働省は、現在の医療の在り方を大きく変えうる取り組みとして、「チーム医療」に着目したとのことです。これまで長い歴史で、必要性に応えて医療関係職種を作ってきたわけですから、その人たちの機能をフルに生かしてもらうには、やはりチーム医療がいいだろうということです。

そして、チーム医療のさらなる充実、および推進に向け、これまでさまざまな検討を重ね、いくつかの取り組みも進めてきたわけですが（表2参照）、その流れの中に、この「チーム医療の推進に関する検討会」（表3参照）があり、そこでの議論の中で、看護の役割を拡大していく策の一つとして、特定看護師（仮称）の創設ということが出てきた、ということを話しておられました。

「安心・安全な医療」を求める声に応えよう

中村　この話をうかがっていて、私自身も「なるほど」と、考えを新たにしました。同様

表２　「チーム医療の推進に関する検討会」設置までの経緯

●2007（平成19）年12月　医政局長通知
「医師及び医療関係職と事務職員等との間等での役割分担の推進について」（巻末資料編２参照）

●2008（平成20）年６月　「安心と希望の医療確保ビジョン」
ビジョンの３本柱の１つ、「医療従事者等の数と役割」の具体的政策、「職種間の協働・チーム医療の充実」における「医師と看護職との協働の充実」の項で、「各職種に認められている業務範囲の下での業務を普及」「専門看護師、認定看護師の取得を促進する施策を講じ、その普及・拡大に努める」「効果的な医療の提供に資するためチーム医療による協働を進める」としている（巻末資料編３参照）

●2009（平成21）年３月31日　閣議決定
「規制改革推進のための３か年計画（再改定）」
専門性を高めた新しい職種の導入について、「医療機関等の要望や実態等を踏まえ、その必要性を含め検討する」としている（巻末資料編４参照）

●同年５月19日　経済財政諮問会議　内閣総理大臣指示
看護師の役割拡大について、「日本の実情に即して、どの範囲の業務を、どういう条件で看護師に認めるか」、厚生労働省において具体的に検討することが求められた（巻末資料編５参照）

●同年６月23日　閣議決定　「経済財政改革の基本方針2009」
「医師と看護師等の間の役割分担の見直し（専門看護師の業務拡大等）について、専門家会議で検討を行い、平成21年度中に具体案を取りまとめる」こととされた（巻末資料編６参照）

●同年７月　民主党政策集　INDEX2009
「薬剤師、理学療法士、臨床検査技師などコメディカルスタッフの職能拡大と増員を図り、医療提供体制を充実させ、医療事故防止、患者とのコミュニケーション向上を図る」こと、「専門的な臨床教育等を受けた看護師等の業務範囲を拡大し医療行為の一部を分担」することが明記されている

資料　野村陽子：チーム医療の推進と新たな看護師の役割について、第14回日本看護管理学会年次大会 講演資料、2010（一部改変）

に、その場にいた「なぜ今さら……」という疑問をもっていたような人たちも、この説明で、合点がいったようでした。

ですから、「質が高く、安心で安全な医療を」という患者さんやご家族の声を受け、それに何とかして応えていこうとする医療者の気持ちに端を発した一連の流れを踏まえておくことは、とても重要だと思います。それと同時に、私たちとしても、先の検討会や特定看護師（仮称）の話をいきなり持ち出すのではなく、こういう経緯があって、今この話になっているのだということを繰り返し説明し、理解を求めていく必要があると思っています。

有賀　チーム医療もその時々の社会の要請に応じて、より有機的かつ体系的なものへとステップアップしていかなくてはいけないということを理解し、認識していくことが大事だということですね

中村　はい。特定看護師（仮称）の創設ということは、今まで自分たちがやってきたチーム医療を今の時代、さらにはこれからの時代にマッチしたものに変えていくにはどうする

表３　「チーム医療の推進に関する検討会」概要

●趣旨

チーム医療を推進するため、厚生労働大臣の下に有識者（下記「構成員」）による検討会を 2009 年８月より合計 11 回開催。日本の実情に即した医師と看護師等との協働・連携の在り方について、下記課題を中心に、医療現場の関係者等（計 23 名）からヒアリングを行いつつ検討。その結果を 2010 年３月に報告書「チーム医療の推進について」としてとりまとめた。

●検討課題

①医師、看護師等の役割分担について

②看護師等の専門性の向上について

●構成員

秋山　正子	ケアーズ白十字訪問看護ステーション代表取締役・所長
有賀　　徹	昭和大学医学部救急医学講座教授
井上　智子	東京医科歯科大学大学院教授
海辺　陽子	癌と共に生きる会副会長
大熊由紀子	国際医療福祉大学大学院教授
太田　秀樹	医療法人アスムス理事長
加藤　尚美	日本助産師会会長
川嶋みどり	日本赤十字看護大学教授
坂本　すが	日本看護協会副会長
朔　　元則	国立病院機構九州医療センター名誉院長
島崎　謙治	政策研究大学院教授
瀬尾　憲正	自治医科大学麻酔科学・集中治療医学講座教授
竹股喜代子	亀田総合病院看護部長
永井　良三	東京大学大学院医学研究科教授
西澤　寛俊	全日本病院協会会長
羽生田　俊	日本医師会常任理事
宮村　一弘	日本歯科医師会副会長
山本　信夫	日本薬剤師会副会長
山本　隆司	東京大学大学院法学政治学研究科教授

※肩書きは検討会発足時（2009 年８月 28 日）現在.

資料　2009 年８月 28 日 厚生労働省第１回チーム医療の推進に関する検討会、資料１／チーム医療の推進に関する検討会開催要綱（一部改変）

かという話が進む中で出てきたという点は、それぞれがきちんと押さえておくべきだと思っているところです。

是非論などを交わすのは、現状を正しく把握、認識してからだろう、と……。

Ⅱ　チーム医療がもたらすもの

常に患者さんを中心に考える

有賀　ここで話を少し戻して、厚生労働省がこの国の医療の在り方を変えうるとして注目したというチーム医療について、その本質論とでも言いますか、「そもそもチーム医療とは何か」ということを、また、そのもたらす効果についても話し合ってみたいと思いますが、まず中村さんのお考えからお聞かせ願えますか。

中村　チーム医療とは何かということで言えば、先程の先生のお話にあったように、医療現場の医師や看護師をはじめとするいろいろな職種の人たちが、患者さんお一人おひとりのニーズに応じて、それぞれの専門性を発揮しながら仕事を分担していく、という説明に尽きると思います。

その場合、常に患者さんを中心に考えるということは、改めて言うまでもないでしょうが、鉄則ですよね。加えてポイントとなるのが、仕事の分担のしかたですが、そのキーワードは、「連携と協働」でしょう。

つまり、これまで自分たちがやってきた仕事の一部を、「あなたたちがやってください」と、他職種にポンと移譲してしまうことでもなければ、権限を全面的に移譲することでもない。それぞれの専門性に応じた独自の領域とは別に、医師と看護師、あるいは看護師と理学療法士さんや言語聴覚士さんといったように、いくつかの職種が微妙に重なりながら一緒に仕事をしていく部分が必ずあるという点が、チーム医療では非常に重要なのだと考えています。

確か、先の検討会の報告書では、冒頭の部分でチーム医療について定義のようなものを提示していましたよね。

編集部　はい。チーム医療とは、「多種多様な医療スタッフが、各々の専門性を前提に、目的と情報を共有し、業務を分担しつつ、お互いに連携・補完し合い、患者の状況に対応した医療を提供すること」とした上で、チーム医療に期待できる効果やチーム医療推進に必要な条件をあげています。**(表4参照)**。

相談業務におけるチーム医療の経験から

有賀　そういった定義のような硬い話はともかくとして、少し具体的な話をしましょう。検討会では、最近脚光を浴びているＮＳＴ*1、つまり栄養サポートチームや感染制御チーム、緩和ケアチーム、褥創対策チームなど、さまざまな医療チームの実践例が紹介されました。いずれも大変興味深いお話で、なるほどと思わせられる点が多々ありましたが、僕は、チーム医療の話の中では今まであまり語られてこなかった、相談業務におけるチーム医療という話をしました。

中村　相談業務ですか。それはぜひうかがいたいですね。

有賀　昭和大学病院では長年にわたり、数ある専門集団がそれぞれ別個に、自分たちの専門領域の情報を患者さんやご家族に提供するということをやってきました。患者相談窓口

＊1　Nutrition Support Team：栄養サポートチーム

表４　「チーム医療の推進に関する検討会報告書」における
チーム医療についての基本的な考え方

●チーム医療とは、
「多種多様な医療スタッフが、各々の高い専門性を前提に、目的と情報を共有し、業務を分担しつつ、お互いに連携・補完し合い、患者の状況に対応した医療を提供すること」

●質が高く、安心・安全な医療を求める患者・家族の声が高まる一方で、医療の高度化・複雑化に伴う業務の拡大により医療現場の疲弊が指摘されるなど、医療の在り方が根本的に問われる今日、「チーム医療」は、我が国の医療の在り方を変え得るキーワードとして注目を集めている

●チーム医療に期待できる主な効果
①疾病の早期発見・回復の促進・重症化の予防など医療・生活の質の向上
②医療の効率性の向上による医療従事者の負担の軽減
③医療の標準化・組織化を通じた医療安全の向上

●チーム医療推進に必要な条件
①各医療スタッフの専門性の向上
②各医療スタッフの役割の拡大
③医療スタッフ間の連携・補完の推進

（下線は編集部）

は看護部、緩和ケアに関する相談は緩和ケアチーム、医療福祉相談はMSW[*2]の皆さん、食事に関することは管理栄養士さん、薬については薬剤師さん、といった具合です（図1参照）。

窓口の一つひとつはなかなか立派な仕事をやっていまして、患者さんやご家族の評判も悪くはありませんでした。ただ、患者さん側にしてみれば一点だけ不都合がありました。それは、この相談はあっちの窓口、次のことは担当が違うからこっちの窓口にと、相談内容に応じて行ったり来たりしなければならないという点でした。

患者さんの利便性や満足度が高まる

有賀　そこで、僕が副院長になって何年目かの年に、相談業務においてもチーム医療の手法と言いますか、考え方を取り入れるべきではないかと考えましてね。職種間の有機的かつ合理的な連携を図って患者さんがより使いやすいサービスにするために、患者さんの相

*2 Medical Social Worker：医療ソーシャルワーカー

図１　昭和大学病院総合相談センター

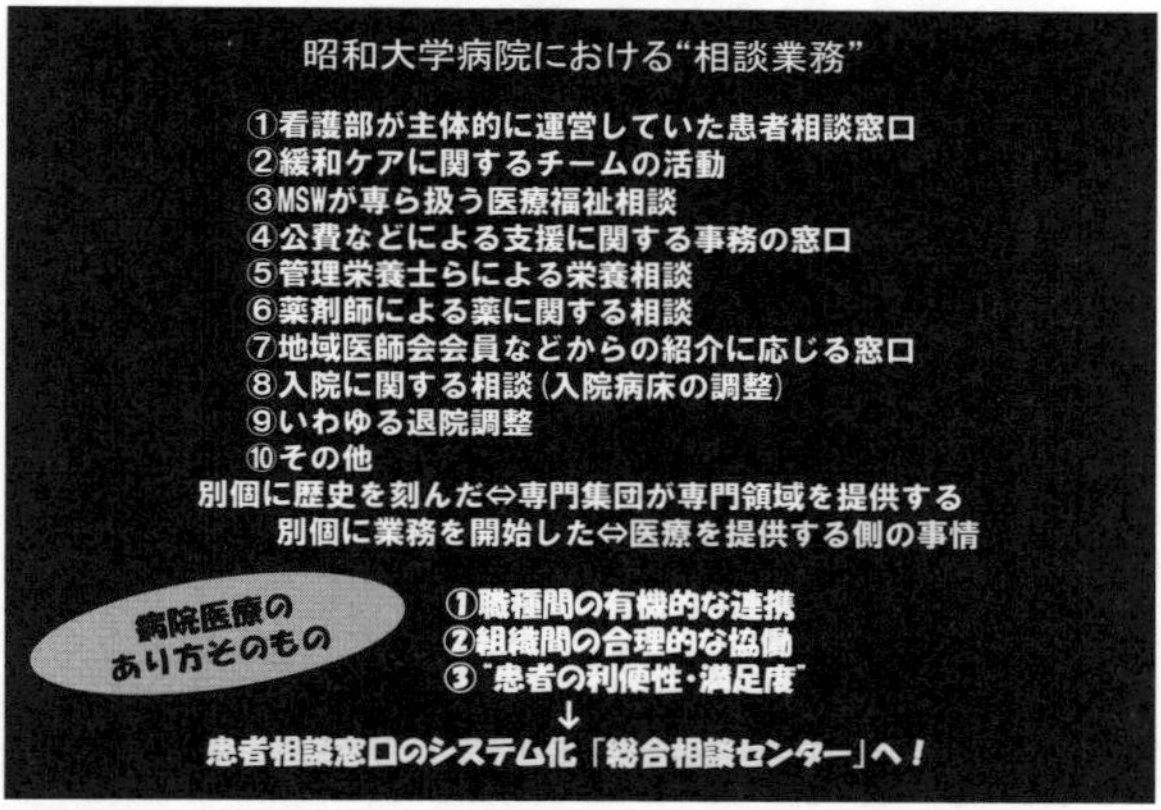

●院内で、個々の専門集団によりそれぞれ別個に行われてきた上記の相談業務を
①職種間の有機的な連携
②組織間の合理的な協働
③患者の利便性・満足度
の観点からシステム化し、「総合相談センター」を開設した。

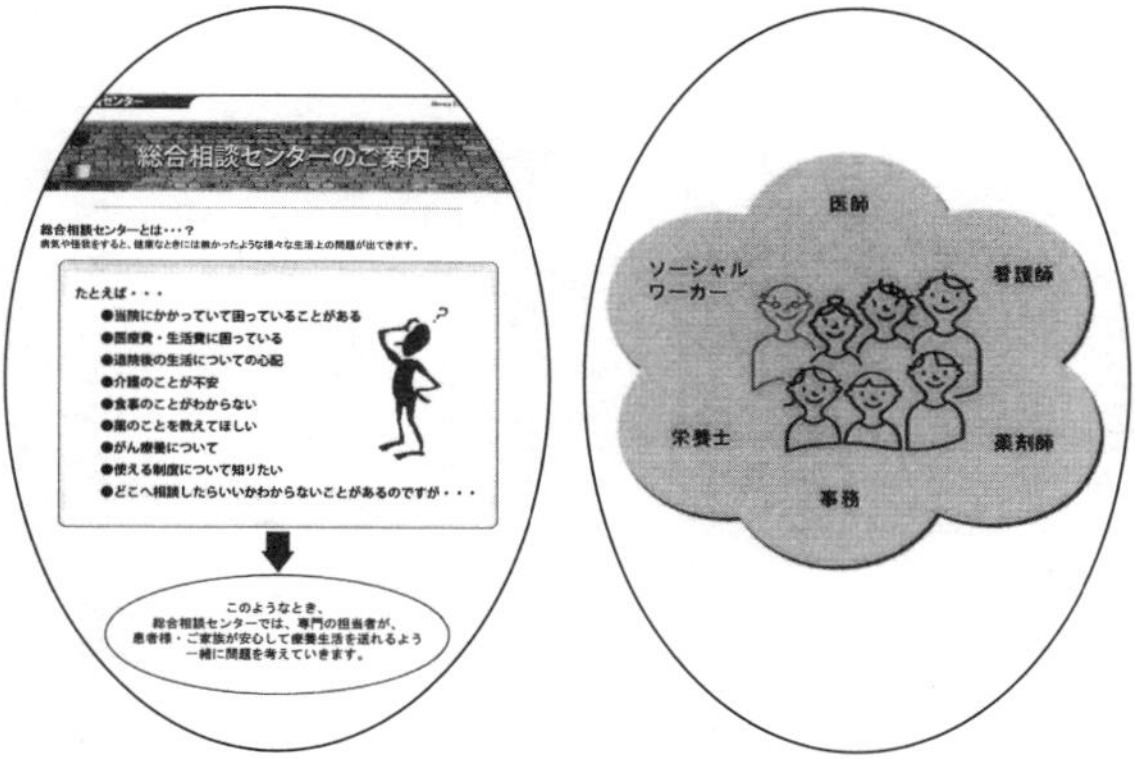

昭和大学病院ホームページより

談窓口をシステム化しようではないかと提案したわけです。「やってみましょう」という話になるまでには時間がかかりましたが、それでも総合相談センターというものを作り、そこに全部の相談窓口を集めることができました。

言い出した者の責任として、僕が開設以来現在も、センター長を務めさせてもらっていますが、今のところ総合相談センターは非常に活発に、円滑に機能しています。センターのスタッフたちは、僕の目から見て、非常に活き活きと動いていますし、患者さんやご家族からも、利便性という面において、また満足度においても、お陰さまでこれまで以上に高い評価をいただいています。

この経験からも、各職種が自分にできることを引き受け、役割を分担しながら連携、協働するということ、つまりチーム医療は、質のよい病院医療そのものだということを実感しています。

中村　今お話しいただいたような、こんなチームを組んで仕事をすると、患者さんにこんなに質の高いサービスを提供できるという事例は、おそらく全国いたるところにたくさんあるのだろうと思います。ですから医療に携わる者としては、さまざまな場面においてそういった取り組みが可能であることをきちんと認識し、自分のところでもその必要性はないかどうかを点検し、必要と判断すれば、私たちのところでも実践してみたらどうかということを、気がついた者が、あるいは職種が、関連する職種の仲間たちに積極的に提案し、話し合い、現実化していけたらいいですね。

職種の殻から出ることで得られるもの

中村　それと、ちょっと別の角度からの話をしますと、チーム医療には、「自分の職種の殻から出る」という側面もあって、そこにも、実は大きな意味があるのではないかと考えています。

自分たちの殻の中にいる間は、自分たちの間だけで、言ってみれば阿吽の呼吸、あるいはちょっと言葉はきついですが、慣れ合いでやっていてもよかった。しかしチーム医療となれば、やはりその殻から飛び出して、他の職種の人たちとディスカッションすることになります。

そうなれば当然、患者さんお一人おひとりについて自分たちが考えていることや相手に求めること、たとえば「この先この患者さんをどうしていくのが看護としてはベストだと考えるのか」「それはどのような根拠によるものなのか」、といったようなことがはっきりしていなければ、チーム医療を進める中で、それぞれが自分の職種の専門性を存分に発揮していくことはできない。また、期待される役割をまっとうしていくこともなかなか難しいと思うわけです。

そういう意味で、チーム医療をどんどん推進していけばいくほど、職種の別なく、自分たちの職種に寄せられる役割期待も高まってきますし、それに応えようとする力がついてきますから、結果として医療そのものも質が上がってくることになると考えますが、いかがでしょうか。

他職種が混ざって仕事をするということ

有賀　その、チーム医療が密になればなるほど、各職種の専門性は高くならざるを得ないというお話は、僕も仕事をしている中で日々感じていることです。

総合相談センターにおいても、例えばがんの患者さんが在宅に移行することになったと言ってご家族の方と相談にみえたとしましょう。すると、どうも足元がおぼつかないようだから手すりを取り付けよう、バリアフリーにしよう、それには補助金制度があるから申請の書類を用意しよう、帰宅後の医学管理を託せる最寄りの医師を決めよう、訪問看護や訪問リハビリも……と、患者さんとご家族も交え、いろいろな職種が頭を突き合わせて知恵を出し合っていくわけです。

この話し合っていく過程では、実に多くの情報のやりとりが行われますから、その情報を元に、職種ごとに自分たちの課題を極めていくことができます。それと同時に、そこにいる他職種の人たちが患者さんやご家族に関してどのような情報を大事にしているのか、その情報を元に何をしようとしているのかということを、否応なく知ることができますから、チーム内での相互理解は深まり、結束も増します。

このことが、患者さんへのサービスの質を保証していく上で大事なわけです。各職種がそれぞれの部屋にいて、そこに来た仕事をこなすだけではなく、一カ所に集まり、混ざって仕事をすることによってこそ生まれるものは、中村さんがおっしゃる専門性を高め合うという面においても、大きいと思いますね。

職種間で専門性を高め合う

中村 その混ざって仕事をした結果として、実は先日、診療放射線技師さんのグループから、チーム医療において自分たちも専門性をどんどん活かしていきたいと思っている。そのためにも、病棟で看護師さんは患者さんをどのように看ているのか、またその結果を、他の職種の人たちにどのようにコーディネートして看護職としての役割を発揮しているのかを教えてほしい、という要請を受けました。

しかも、そういった勉強会を全国各地、何カ所かでやりたいので、講師をお願いできる看護職を紹介してほしいという依頼も受けています。動きが非常に積極的で感心させられると同時に、看護職も負けていられないと……(笑)。

有賀　診療放射線技師さん同様に薬剤師さんも、僕らのジャンルである救急医療現場においては、自分たちの専門性を発揮する専門薬剤師を作りたいと言って動き始めています。これも、混ざって仕事をしている中で生まれてきたことですよね。つまりそこでは看護師さんや僕らと非常に密なディスカッションをする中で、看護師さんからも僕らからもこんな状態では経口投与できないから非経口法で投与できる薬はないのかとか、こんなふうに使えないのかといった質問がどんどん自分にとんできますから、それにきちんと答えなくてはいけないと思えば、もっと自分の専門性を高めようという気持ちには、当然なりますよね。

閉鎖的な専門性はぶつかり合いを生む

有賀　そういった動きにより、医療のパフォーマンスというのは、おそらく上がってくるでしょう。しかしですね。それぞれが切磋琢磨することは大歓迎ですが、そういう時に時々軋轢と言いますか、ぶつかり合いが生じることがあります。

それは、自分たちの専門性そのものを、閉鎖的に考えていると起こりやすい。つまり、殻を破って出て行っても、自分の閉鎖的な専門性を高めていこうとすれば、必ずどこかでぶつかります。

それを防ぐためには、それぞれが「患者さんのためにはどうするのが最善なのか」といったチーム医療のそもそもの目的を認識し、その観点から話をしながら高まっていくことが、この先ますます、求められるのではないでしょうか。

「どうするのが患者さんにとって一番いいのか」を考える

中村 先生の周辺では、自分の閉鎖的な専門性に固執してぶつかり合いが生じるということは、そう頻繁にはないと思いますが、仮にそんな場面に直面されたとして、先生は具体的にどんな対応をされるのですか。

有賀 いや、事の大小に関係なく、そんなことはしょっちゅう直面していますよ。たとえば診療科長たちが集まるということはどこの病院でもやっていると思いますが、その会で、誰が責任をとるかなどといったことで紛糾するとかですね。「それはうちの科ではない」「あちらでは?」などという話です。

そんな時には、「どうするのが患者さんのために一番いいのかを考えましょう」と言うわけです。そうすると、一転、氷解します。やはりこれがポイントですね。

中村 確かにそうですね。チーム医療は患者さんのためのものですから、おっしゃるように、チーム内でぎくしゃくした時には、「患者さんのためにどれが一番いいか」というところに立ち戻ってみると、ある程度落ち着く――。それを繰り返しながら、いろいろな職種間のコンセンサスをとっていっているわけですよね。

Ⅲ　チーム医療推進における看護の役割

四六時中病棟にいるのは看護職だけ

有賀　そろそろ本論に入ってきたようですね。

「チーム医療の推進に関する検討会」では、チーム医療のよりいっそうの推進に向け、看護師さんをはじめとして、薬剤師さん、理学療法士さん、臨床検査技師さんなど、チーム医療を担うさまざまな職種の、それぞれの役割を拡大するよう提言しています。その中の目玉として、看護師さんの役割を拡大していくために、一定の医行為を実施可能にする「特定看護師（仮称）」の創設を提案しているわけです。

そこで、ではチーム医療における看護師さんの役割とはいったい何なのかということになるわけですが、まず僕の意見からいいですか。

中村　どうぞ。

有賀　看護師さんたちの本来的役割は、「診療の補助」と「療養上の世話」の二本立てですよね。

中村　そうです。現行の保助看法、つまり保健師助産師看護師法ですが、その第5条で、そのように定められています。

有賀　その中の、「療養上の世話」というのが、看護師さんでない者にはなかなかわかりにくいわけですが、僕の理解では、患者さんの療養生活そのものを全面的に支援していくということになります。

そしてこの生活支援ということについては、看護の基礎教育のカリキュラムの中にしっかり位置づけられていて、きちんと教育されています。しかも、ここが一番大事な点だと思うのですが、今、中村さんがおっしゃったように、二大看護業務の一つとして、法的に定められているわけです。

これはどういうことかと言いますと、僕らの昭和大学病院の中はもちろんですが、全国ありとあらゆる医療現場の、特に患者さんが入院生活を送っておられる病棟などにおいては、患者さんの生活を支援している看護師さんたちが、四六時中いるということです。医師を含む他の職種は、ある日、ある時、病棟に出てくるだけで、用件が済めば医局なり、それぞれの部屋なりに戻ってしまいますが、看護師さんは常におられる。この意味は大きいですよね。

中村 ええ。看護師は、職種としてですが、ずっと患者さんを看ています。朝の洗面から、食事、入浴、そして夜間の睡眠中も、生活にかかわるあらゆる状況をきちんとアセスメントしながらお世話していくという役割を課せられているのは、看護職だけです。他のどの職種もやっていません。

「療養上の世話」にこそ大きな意味がある

有賀 チーム医療における看護の役割ということを考える時には、その、「いつ何時も、看護師さんが患者さんの生活を看ている」、ということがポイントになってくるわけです。だからこそ看護師さんは、患者さんに何かしら変化が起きたり、リスクが発生したりしたような時は、誰よりも一番早くそれをキャッチし、これはすぐにでも医学的判断が必要だとなれば、わかりやすい例で言えば、僕らが、「先生、大変です。すぐ来てください」と、夜中に起こされたりもするわけです（笑）。

ですから僕は、よく看護師さんたちに、「君たちは、チーム医療そのものを実効的に支配している」と、話します。実効的支配という表現には、言われる側の看護師さんとしては抵抗を感じる方もいるようでして、「支配しているつもりはありません」と、強く反論されることもありますが、患者さん一人ひとりの生活支援そのものが看護師さんによってなされているという意味においては、現実的に看護師長さん以下、そこにいる看護師さんたちが支配している。その支配下で、僕ら医師をはじめとして、あらゆる職種が動いている。そういったいうイメージが僕にはあります。

中村　支配下で動かしているというのはどうでしょう。チーム内のコーディネーター、つまり調整役と言ってもいいでしょうね。

有賀　あ、そうですね。ですから、今言ったような文脈で考えると、特定看護師（仮称）という新たな名称の登場により、今話に花が咲いているのは「診療の補助」の部分ですが、本来的には「療養上の世話」という、他の職種にはない重要な業務があるからこそ、僕らにしてみれば、チーム医療における看護師さんへの役割期待が大きいわけです。したがって看護師さんには、診療の補助と同様に、あるいはそれ以上に、療養上の世話の部分を大事にして、チーム医療の中で誇りをもって、積極的に動いていただけたらと思いますね。

生活全般を看るものとして実効的支配をしている

中村　先生のおっしゃる「実効的支配」という言葉は、私自身はあまりなじみませんが、今お話しいただいた療養上の世話の役割責任が自分たちにあるということは、おそらく看護職であれば、誰でも十分理解しているし、そのように責任をもって動いていると思いますね。むしろ、療養上の世話にこそ看護の専門性があるといった考えから、そこに価値を置いて仕事をしている看護師は多く、「患者さんの生活支援の部分をもっとしっかりしたいのに、十分な時間をとれない」という声はよく耳にします。

ですから、先生がおっしゃるように、病棟であれ在宅であれ、看護職は、そこにいる方たちの生活全般を、責任をもって看ています。たとえば食事一つにしても、食生活というのは人それぞれですから、仮に30人いれば30通りの食生活になるわけですが、できるだけ個々の希望に合うように考えていきたい、というようなことで活動しているわけです。

しかも、場が違えば、相手にする患者さんも違います。言うまでもなく、病態によっても違ってきますから、それぞれにかなうかたちでの生活支援をしているわけでして、そういう意味では、生活全般を看る者としての実効的支配をさせてもらっている、と言えるのかもしれません。

看護師がなぜチーム医療のキーパーソン？

編集部　検討会の報告書の、「看護師の役割拡大」の項にある「基本方針」の中に、看護師には「チーム医療のキーパーソン」として寄せられる期待が大きい、という表現がありますす（**表5参照**）。実効的支配をしているということは、イコール「キーパーソン」と捉えてよろしいですか。検討会の議事録を読んでみますと、「誰がキーパーソンなのか」をめぐってかなり激しい議論が交わされたようですが。

有賀　それについては、「キーパーソン」という言葉の定義の問題が、一つありました。

表5　「チーム医療の推進に関する検討」会報告書」が提言する看護師の役割拡大における基本方針

●看護師は、あらゆる医療現場において、診察・治療に関連する業務から患者の療養生活の支援に至るまで幅広い業務を担い得るため、「チーム医療のキーパーソン」として、患者や医師その他の医療スタッフから寄せられる期待は大きい

●看護教育の実態は、近年、大きく変化しており、教育水準が全体的に高まるとともに、水準の高い看護ケアを提供し得る看護師（社団法人日本看護協会が認定している専門看護師・認定看護師）の増加、看護系大学院の整備の拡大等により、一定の分野に関する専門的な能力を備えた看護師が急速に育成されつつある

●チーム医療の推進に資するよう看護師の役割を拡大するためには、他の医療スタッフと十分な連携を図るなど、安全性の確保に十分留意しつつ、一人ひとりの看護師の能力・経験の差や行為の難易度等に応じ、
①看護師が自律的に判断できる機会を拡大する
②看護師が実施し得る行為の範囲を拡大する
等の方針により、その能力を最大限に発揮できるような環境を用意する必要がある

（下線は編集部）

それと、法体系のことで言えば、看護師さんの業務である「療養上の世話」以外の「診療の補助」については、「医師の指示の下に」ということがあります（図2参照）。したがってその部分に関する限りは、指示を出す側である僕ら、医師の責任になりますから、キーパーソンは医師でしょう。

ただ、チーム医療というのは法体系上の責任うんぬん、つまり患者さんに対して行ったことに誰が責任をとるのかという問

図２　看護師の業務範囲に関する法的整理

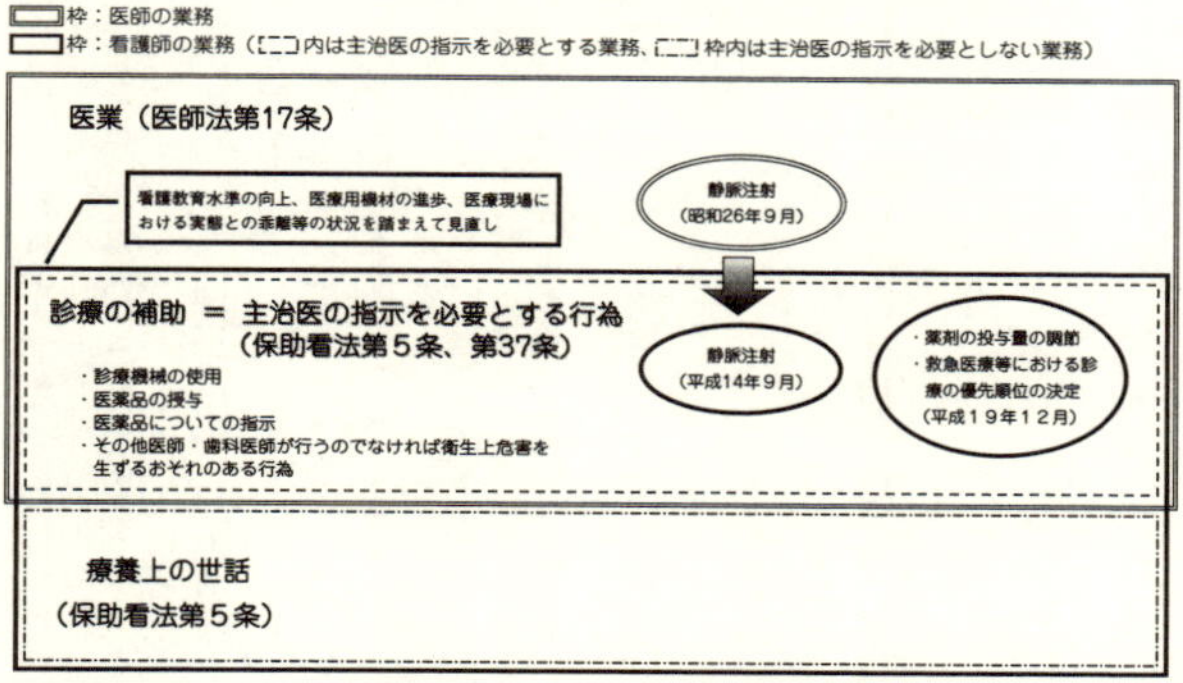

資料　2009年10月5日 厚生労働省第２回チーム医療の推進に関する検討会、資料１／事務局提出資料（看護師の業務範囲に関する法的整理）
http://www.mhlw.go.jp/shingi/2009/10/dl/s1005-6b.pdf

●医師法第17条
医師でなければ、医業をなしてはならない。

「医業」とは、当該行為を行うに当たり、医師の医学的判断及び技術をもってするのでなければ人体に危害を及ぼし、又は危害を及ぼすおそれのある行為（医行為）を、反復継続する意思をもって行うことである（2005年7月26日付け医政局長通知）

●保健師助産師看護師法第５条
この法律において「看護師」とは、厚生労働大臣の免許を受けて、傷病者若しくはじよく婦に対する療養上の世話又は診療の補助を行うことを業とする者をいう

●同法第37条
保健師、助産師、看護師又は准看護師は、主治の医師又は歯科医師の指示があった場合を除くほか、診療機械を使用し、医薬品を授与し、医薬品について指示をし、その他医師又は歯科医師が行うのでなければ衛生上危害を生ずる恐れのある行為をしてはならない。ただし、臨時応急の手当をし、又は助産師がへその緒を切り、浣腸を施しその他助産師の業務に当然に付随する行為をする場合は、この限りでない

題だけではありませんからね。今検討しているのは、チーム医療をいかに有機的かつ体系的に推進し、患者さんの望まれるような質の高い医療を提供していくかということです。

この観点から言えば、患者さんの生活を四六時中看て、実効的支配をしている看護師さんが、明らかにキーパーソンですよ。だって、医療現場で仕事をしている方なら抵抗なくおわかりになると思いますが、先ほども言いましたように、「患者さんが急変した」と言ってコールしてきて僕らを動かすのは、他のどの職種の方でもない、看護スタッフですからね。栄養士さんで言えば、たとえばですよ、「患者さんがどうも食事が進まないようだから、ちょっと相談に乗ってあげてください」と連絡してくるのも、看護師さんではないですか。

チームの誰よりも早く変化に気づける立場にいる

中村　看護師は、一番先に気づける立場にいますし、また気づかなければいけない役割なのだと思います。気づいて、この情報をチームの誰、つまりどの職種に伝えるのが患者さんにとってもっとも適切だろうかということを考え、判断して、連絡する、つまり情報をいち早く発信するという役割を託されているし、引き受けてもいます。このことから、法体系上のこととは別に、看護職がチーム医療を動かしていく上でのキーパーソンだというのであれば、そうなのだろうと思います。

ただ、そこで大事なことは、ベッドサイドで患者さんを一番多く看ているから気づくことができるし、また気づけるように看ていかなければならないということを、看護師自身がどれほどきちんと自覚して、日々動いているかだと思います。それができていなければ、キーパーソンとして機能することはできませんから、「なぜ看護師がキーパーソンなのだ」、という話になってしまいます。

有賀　そうそう。検討会でも、いろいろな職種が集まった時に責任をとる立場にあるのは医師だから、チームを動かしていくキーパーソンは医師だ、という話が実際出ていました。あるいは、他の職種の方たちも、「自分たちだって責任をもって仕事をしていて、キーパーソンだ」ということを言い出すわけです。しかし、現場で仕事をする中で、看護師さんの、先程から繰り返し言っている実効的支配を納得させるような仕事ぶりを見ている人は、確かにチーム医療を動かしているのは実質的に看護師さんだと、了解していると思いますよ。

中村　患者さんの状況によっては、情報の発信元が変わってくることも十分ありえますから、何が何でも、いかなる状況においても看護師がキーパーソンだというつもりはありません。また、実際問題として、いろいろなケースがあると思いますが、少なくとも看護師は、患者さんにその時々に必要なことを、チームの中でいち早くキャッチできる立場にいることが、他の職種以上に多いという認識だけは、忘れずに、チーム医療に積極的に取り組んでいけたらいいですよね。

他職種にも役割拡大が期待されている

有賀　今他職種の方の話が出ましたのでついでに、ここでちょっとお話ししておきます。今日の対談は、チーム医療推進の観点から特定看護師（仮称）のことを中心テーマに話を進めていますから、話はどうしても看護師さんのことになります。

しかし、冒頭で言いましたように、検討会では、看護師さん以外の職種のみなさんについても、できることはどんどん分担してやっていただいてチーム医療を盛り上げていこうということで、それぞれについて役割の見直しや業務拡大の可能性についても検討し、報告書にはその内容を、職種別に具体的に提言しています。その点もご理解いただけると、看護師さんがチーム医療推進のキーパーソンとして機能していく上で役立つのではないかと思います。（表6参照）

表6　看護師以外の医療スタッフ等の役割拡大

「チーム医療の推進に関する報告書」提言の概要

【薬剤師】
・現行制度の下、薬剤師が実施できるにもかかわらず、薬剤師が十分に活用されていない業務（注射剤の調製、副作用のチェック、服薬指導等、薬学的管理業務）を改めて明確化し、薬剤師の活用を促す

【助産師】
・会陰裂傷の場合については、安全かつ適切な助産を行う上で必要性の高い行為であることを考慮しつつ、安全性の確保の観点から、助産師が対応可能な裂傷の程度や助産師と産科医の連携の在り方等について臨床現場での試行的な実施と検証を行い、その結果を踏まえて最終的な結論を得る

【リハビリテーション関係職種】

理学療法士

・喀痰等の吸引については、理学療法の手法である「体位排痰法」等を安全かつ適切に実施する上で当然に必要となる行為であることを考慮し、理学療法士が行い得る行為として認める方向で（理学療法士法第2条に規定される「理学療法」の）解釈を明確化する

作業療法士

・作業療法士法第2条の「作業療法」の定義の中の「手芸、工作、その他の作業を行わせること」の、「その他の作業」の内容を解釈上明確にする
・食事訓練を安全かつ適切に実施する上で、誤嚥に対応するための喀痰等の吸引は当然に必要となる行為であることを考慮し、作業療法士が行い得る行為として認める方向で解釈を明確化する

言語聴覚士

・嚥下訓練を安全かつ適切に実施する上で、誤嚥に対応するための喀痰等の吸引は当然に必要となる行為として認める方向で解釈を明確化する

【管理栄養士】
・現行制度下で実施できる業務（医師の包括的指示に基づく、一般治療食の食事内容・形態の決定・変更、医師への特別治療食の食事内容・形態の提案等）を明確化する
・患者に対する栄養指導、経管栄養剤の種類の選択・変更等の医師への提案等が実施できる旨を明確化する

【臨床工学技士】
・気管挿管チューブ内の喀痰等の吸引、および動脈留置カテーテルからの採血は、人工呼吸器の操作を安全かつ適切に実施する上で当然に必要となる行為であることを考慮し、臨床工学技士が行い得る行為として認める方向で解釈を明確化する
・制度施行から20年が経過したことを考慮し、「臨床工学技士業務指針」は、廃止も含め、今後の取り扱いを検討する
【診療放射線技師】
・画像診断等における読影の補助や放射線検査等に関する説明・相談等、現行度下で実施できる業務を明確化する
【臨床検査技師】
・現在は実施することができない生理学的検査（嗅覚検査、電気味覚検査等）について、専門家や関係学会等の意見を参考にしながら、追加的な教育・研修等の必要性も含め、実施の可否を検討する
【医療クラーク等】
・医療関係事務に関する処理能力の高い事務職（医療クラーク）の積極的導入に向けた取組を実施する
・看護業務等を補助する看護補助者、他施設と連携を図りながら患者の退院支援等を実施する医療ソーシャルワーカー(MSW)、医療スタッフ間におけるカルテ等の診療情報の共有を推進する診療情報管理士等の推進に向けた取組を実施する
【介護職員】
・地域における医療・介護等の連携に基づくケアの提供（地域包括ケア）を提供し、看護師の負担軽減を図るとともに、患者・家族のサービス向上を炊飯する観点から、介護職員と看護職員の役割分担と連携を一層進めていく必要がある
・こうした観点から、介護職員による一定の医行為（痰の吸引や経管栄養等）の具体的な実施方策について、別途早急に検討する

資料　厚生労働省：チーム医療の推進について—チーム医療の推進に関する報告書、2010（抜粋）

厚生労働省の対応の概要

●薬剤師、リハビリテーション関係職、管理栄養士、臨床

工学技士、診療放射線技師については、2010年4月30日に医政局長通知（医政発0430第1号）を出し、現行制度下で各職種が実施できる業務の具体例を明示し（巻末資料編6参照）、その専門性の積極的活用によるチーム医療の推進を要請している

- 助産師の「会陰裂傷の縫合」については、平成22年度厚生労働科学研究費補助金事業において、試行・検証を実施中。
- 臨床検査技師については、関係学会等とともに、実施可能な生理学的検査の拡大の可否を検討中
- 医療クラーク等については、導入推進のための具体策を検討中

資料　2010年5月12日 厚生労働省第1回チーム医療推進会議、資料2／報告書の提言に対する厚生労働省の対応について

Ⅳ 「包括的指示の積極的活用」による看護の役割拡大

自分で判断してすぐに動ける機会を増やす

有賀　チーム医療を行っていく際に、かなりの場面において看護師さんがその推進・調整役を担っている、つまりキーパーソンであるということには、少なくとも僕と中村さんの間では共通認識が得られたと理解していいですね。

中村　はい。患者さんの状態やその場の状況によっては、その役割を他の職種の方にお願いしたほうが患者さんにとってベターであると判断される場面も当然ありますが、圧倒的に頻度が高いのは看護師であることは間違いないと思います。

有賀　そこで、看護師さんのその役割を、今後いっそう強化してチーム医療の向上を図り、安心で安全な医療を望む患者さんの声に応えていくためには、看護師さんが自律的に判断して実施できる業務の範囲を、今以上に広げていく必要があるだろうという話になります。しかも、事は急を要していますから、法改正をしている時間はない。

表７　「チーム医療の推進に関する検討会」報告書が提言する「包括的指示」の積極的活用

●保健師助産師看護師法（以下、保助看法）第 37 条で規定する医師から看護師への「指示」については、看護師が患者の状態に応じて柔軟に対応できるよう、患者の病態の変化を予測し、その範囲内で看護師が実施すべき行為を一括して指示すること、すなわち「包括的指示」も可能であると解されているが、「包括的指示」が成立するための具体的な要件は、これまで明確にされていない ●看護師が自律的に判断できる機会を拡大するためには、看護師の能力等に応じ、医師の「包括的指示」を積極的活用することが不可欠であるため、「包括的指示」の具体的な成立要件を明確化すべきである （下線は編集部）

何とか現在の法体系の中でできることを見直していこうということになり、検討会の報告書にもありますが、そのための方策がいくつかあげられました。

中村　そうですね。患者さんの変化をいち早くキャッチした看護師が、その状態や状況についてその都度主治医に報告し、具体的な指示が出るのを待って動くのではなく、自分で判断してすぐに動くことができるような機会を増やしていくためには、現行の保助看法の第37条だったと思いますが、そこで認められると解釈されている「医師の包括的指示」というものをもっと積極的に活用していくべきではないかということが、まず一つ提案されています（**表7参照**）。

「良きに計らえ」では許されない

有賀　その包括的指示については、僕と中村さんの専門領域である救急医療の現場においては、７年ほど前からでしたか、プレホスピタルケアを担っている救急救命士さんたちが、救急現場や救急車の中で患者さんに除細動が必要になった際に、医師からの包括的指示下でそれを行えるようになっています[*1]。

しかし対看護師さんということで言えば、僕なんかはそのもっと前から、包括的指示ということを、かなりやってきています。なぜなら、もともと現場には、クリティカルパスのように標準化された仕事の流れの約束事みたいなものがすでにありますからね。それを前提にした包括的指示ということで、チームの仲間としてのお互いの信頼関係の中でやってきているわけです。

＊1　救急救命士法の一部を改正する省令（2003年3月26日公布、2003年4月1日施行）により、救急救命士に、包括的指示下での、①除細動の実施、②無脈性心室頻拍に対する除細動の実施が認められた。

ただ、医師の包括的指示というのは、患者さんに対する療養上の世話の部分ではなく、診療の補助にあたる部分での対応としての医行為を、あらかじめ患者さんの状態の変化に応じて選択できるように、一定の範囲で認めておくという、いわば事前指示ですよね。だから、僕らにしてみれば、「良きに計らえ」みたいな気持ちが多分に働きがちでもあるわけです。

しかし、その指示を受ける側の看護師さんにしてみれば、「そういう指示があったからやったのに、後になって主治医から、勝手にやったのだから責任はとれないと言われてしまった」と憤慨されるような事態も起こりかねないわけで、「良きに計らえ」では、到底許されないわけです。

だから僕としては、何でもかんでも包括的指示でいいというわけではないし、その指示を出すからには、どのような患者さんに限定するかとか、どのような形で指示を出しておくか、どこまで看護師さんにお願いできるのか、ということをきちんと考えながら指示を出すように心がけていますね。

あいまいだった包括的指示の成立要件

中村　みんながみんな先生のように真面目に考えてくださるといいのですが、なかなか現実はそうはなっていないですよね。

実は、医師の包括的指示を積極的に活用しようということは、すでに2003年に厚生労働省から出された「新たな看護のあり方に関する検討会」の報告書の中で、はっきり打ち出されています（表8参照）。ただしその時点では、先生が今おっしゃった、「どこまで看護師の判断に任すのか」といったことがあいまいなままで、包括的指示に必要な要件も不明確でした。

そのため、かなり侵襲性の高い医行為まで包括的指示として託されてしまうというような現実もあったわけですが、今回の報告書を見ますと、包括的指示として成立する要件が例示されています（表9参照）。

これはまだ案の段階で、これから時間をかけて明確化に向けた作業が行われていくの

表8　「新たな看護のあり方に関する検討会報告書」における包括的指示（抜粋）

報告書の第２項「時代の要請に応じた看護のあり方、医師等との連携のあり方」において、「包括的指示」に関連して、以下を言及している。

●いわゆる「包括的指示」を含めた医師と看護師等の連携のあり方、医師の指示の仕方、看護師等からの報告のあり方については、それぞれの資格、経験、専門性、患者の病態、医療行為の内容等に応じて異なるものであることに十分留意しなければならない。

●医薬品等による症状緩和が必要である場合には、医師により処方された医薬品等の使用方法について、患者の症状に応じた医薬品等の量の増減を可能とする医師の指示の範囲内において、患者の症状を観察した看護師等が症状に応じて適切な服薬を支援することが望ましい。

（下線は編集部）

表9　「チーム医療の推進に関する検討会」報告書が例示する「包括的指示」の成立要件

①対応可能な患者の範囲が明確にされていること。
②対応可能な病態の変化が明確にされていること。
③指示を受ける看護師が理解し得る程度の指示内容（判断の規準、処置・検査・薬剤の使用の内容等）が示されていること。
④対応可能な病態の変化の範囲を逸脱した場合に、早急に医師に連絡を取り、その指示が受けられる体制が整えられていること。

でしょうが、成立要件が正式に決定すれば、今以上の患者さんの安全確保につながるでしょうし、包括的指示の範囲内ではありますが、看護師が看護の視点で患者さんの状態や状況をアセスメントして医行為を行うということが、これまで以上にできるようになるはずだと、期待しています。

包括的指示でかなりのことが行われている

有賀　今僕は、「診療の補助として行う医行為」ということを言いましたが、その「診療の補助」の範囲は、ご承知のように保助看法のどこにも明確にされていませんから、法体系上は柔軟に解釈する余地があり、幅の広いグレーゾーンになっているわけです。そのため、中村さんがおっしゃるように、実際のところ包括的指示でかなりのことが行われていることを、僕自身も経験していますし、検討会での委員の発言や参考人からのヒアリングからもかなりのことが行われている実例が紹介されました。

僕自身のことで言えば、かなり前、昭和大学病院に来る前に某病院で脳神経外科医として診療をしていた時の話ですが、その科には医師が二人しかいないのに年間360件以上の手術をしていました。そうすると、昼間の時間帯は、二人とも手術室に入ってしまいますから、たとえば人工呼吸器を装着している患者さんのウイニングは、どうしても手術が終わった後の時間帯になってしまう。しかし、病棟の業務としてはやはり夜は静かな時間が流れるようにしたいですから、看護師さんにお願いして昼間のうちにウイニングをしておいていただく、なんてこともやっていました。あるいは、外来の看護師長さんが、「CTを撮ってみたらこんなですけど、どうしましょうか」と、手術室にやってくることもありました。

呼吸器を装着していること自体が生活そのもの

有賀　そのグレーゾーンに関して、直近では、こんな例があります。

中村さんも養成に力を入れておられるトリアージナースを、厚生労働省が勧めていることもあり（巻末資料編2参照*2）、救急外来などに導入する病院が最近は増えています。彼女たちは、救急患者さんの緊急度を判定して診療の優先度を決めるということに長けていて、救急医療現場では、非常に素晴らしい実績を上げています。さらにその延長線上で、たとえば病棟などにおいても、急変対応を一手に引き受け、必要となれば人工呼吸器を装着している患者さんのウイニングから始まる呼吸器管理を、かなりのところまでやっているわけです。

また、慢性期や在宅で同様の患者さんの看護に当たっている人たちによれば、「看護師としてちょっとやりすぎではないか」という声もあるようですが、それには、この患者さんにとって装着している呼吸器は身体の一部であり、呼吸器を装着していること自体、その状態でいることが生活そのものなのだ、と。だから、その呼吸器を管理するのは、生活支援の重要な部分なのだと、毅然として返すということです。

中村　看護師として、患者さんの置かれている状態、状況に沿った生活支援をしているわけですから、その理屈は当然かもしれません。

＊2　巻末資料編2・2（3）医師と看護師等の医療関係職との役割分担(3)救急医療等における診療の優先順位の決定の項。

すべての看護師が一律に実施できるわけではない

有賀　そうでしょ。そういう解釈をすると、医行為的なことを看護師さんがやらざるを得ない状態、状況にある患者さんは、相当いると思います。しかし、ここが大事だと思いますが、今全国にいる看護師さんのすべてが同じようにそれをやっているかと言ったら、それは違いますよね。

中村　まったく違います。今のグレーゾーンの問題もそうですが、医師の包括的指示を積極的に活用していくことにより、看護師が実施可能な業務というのは、今ご指摘の生活支援の範疇の行為なのか、診療の補助としてのものなのかという部分も含め、確実に拡大していきます。

　しかし、今お話のトリアージナースたちもそうですが、かなり専門性の高い、また患者さんにとっては侵襲性が極めて高い医行為を今現に実施している看護師たちは、やはりそれなりの実務経験を積み、さらに専門的な教育や訓練を受けてからその業務を担当しているわけです。ですから、全国に140万人近くいる看護師が一律に、その拡大した業務をやっていいのか、また、患者さんの安心や安全を担保してやっていけるのかといったら、明らかに「NO」です。

その意味で、検討会の報告書が、診療の補助として「できる行為の拡大範囲を明確化する」ために実態調査や試行等を行うこと（表10参照）、および診療の補助の範疇を超えると理解されてきたウイニングのような医行為を医師の包括的指示下で行う新たな枠組みとして「特定看護師（仮称）」の創設と、そのための特定医行為の明確化、およびその試行（表11参照）を提言していることは、看護の役割を拡大し、チーム医療を向上させていく上で大きな意味があると理解しています。

表10 「チーム医療の推進に関する検討会」報告書が提言する看護師の実施可能な行為の拡大・明確化

●保助看法第37条により、看護師は、医師の指示がある場合には、自らの業務（保助看法第5条の「診療の補助」）として医行為ができることとされている。しかし、実施に当たり高度な医学的判断や技術を要する医行為については、本来医師が自ら行うべきものであり、「診療の補助」の範囲を超えていることから、たとえ医師の指示があったとしても看護師には行い得ないものと解されている

●個々の医行為が「診療の補助」の範囲に含まれるか否かは、当該行為の難易度、看護教育の程度、医療用機材の開発の程度等を総合的に判断し、社会通念に照らして判断されるものであり、従来、厚生労働省が、折々の状況に応じ、その判断を行ってきた。

●「診療の補助」として看護師が実施し得るか否かが不明確な行為が多いことから、医療技術の進歩や看護教育の水準の全体的な向上を受けて、看護師がその能力を最大限発揮し得るよう、「診療の補助」として安全に実施可能な行為の範囲を拡大する方向で明確化することが適当であり、その具体化に必要な看護業務に関する実態調査等を早急に実施すべきである

（下線は編集部）

表11　「チーム医療の推進に関する検討会」報告書が提言する行為拡大のための新たな枠組みの構築

- （略）近年、一定の医学的教育・実務経験を前提に専門的な臨床実践能力を有する看護師の養成が急速に進みつつあり、その能力を医療現場で最大限に発揮させることが期待されている

- こうした期待に応え、医療の安全と患者の安心を十分に確保しつつ、看護師の専門性を生かして医療サービスの質や患者のQOLをより一層向上させるためには、看護師により実施することが可能な行為を拡大することと併せて、一定の医学的教育・実務経験を前提に専門的な臨床実践能力を有する看護師（以下「特定看護師（仮称）という」が、従来、一般的には「診療の補助」に含まれないものと理解されてきた一定の医行為（以下「特定の医行為」という）を医師の指示を受けて実施できる新たな枠組みを構築する必要がある

- この枠組みの構築に当たっては、特に、「特定の医行為」の範囲や特定看護師（仮称）の要件をどう定めるかが重要となるが、これらの点については、医療現場や養成現場の関係者等の協力を得て専門的・実証的な調査・検討を行った上で決定する必要がある。また、特定看護師（仮称）の養成の状況が不明確な中では、現場の混乱をできるだけ少なくしていくような配慮も必要である

- したがって、当面、現行の保助看法の下において、医療安全の確保に十分留意しながら、特定看護師（仮称）が特定の医行為を実施することを原則とする内容の試行を行うことが適当である（略）

（下線は編集部）

Ⅴ 「特定看護師（仮称）創設」の提言を受けて

看護業務検討ワーキンググループの座長として

中村　検討会の提言を受けて設置されたワーキンググループ*1の座長として、先生は今まさに、八面六臂の活躍をしておられますね。

有賀　僕が今関係しているのは、正式には「チーム医療推進のための看護業務検討ワーキンググループ」（表12参照）と言いまして、その名のとおり、チーム医療を、この先、より有機的かつ体系的に推進していくためには看護業務はどうあったらいいのかということをメインテーマに、「看護師さんの業務範囲」と「特定の医行為の範囲」、それと「特定看護師（仮称）を創設するとしてその要件」さらには「その養成課程の認定基準」ですね、大きくこの四つの課題を与えられまして、医療現場や看護系の教育現場の皆さんにご協力いただきながら検討を進めているところです。

---

*1　提言の具体的方策の実現に向けた検討を行う場として、「チーム医療推進会議」（巻末資料編8）が設置され、その第1回会議（2010年5月12日）において、下部組織として「チーム医療推進のための看護業務検討ワーキンググループ」（巻末資料編9）が設置されている。

表12　チーム医療推進のための看護業務検討ワーキンググループ概要

●趣旨・経緯

「チーム医療の推進について」（平成22年3月19日チーム医療の推進に関する検討会とりまとめ）を受け、同報告書において提言のあった具体的方策の実現に向け、チーム医療を推進するための看護業務の在り方について検討を行う場として設置された。2010年5月26日の第1回会合より、下記課題を中心に検討を開始。直ちに着手した看護業務実態調査の結果が、第3回・第4回会合（9月27日・10月6日）に報告された。

●検討課題・取り組み

①看護師の業務範囲
②「特定の医行為」の範囲
③特定看護師（仮称）の要件
④特定看護師（仮称）の養成課程の認定基準
　①②⇒看護業務実態調査を実施（巻末資料編8・9参照）
　③④⇒特定看護師（仮称）に類似した看護師の養成に取り組む大学院等の養成課程の調査試行事業を実施（巻末資料編10・11参照）

●構成員

秋山　正子	ケアーズ白十字訪問看護ステーション統括所長
有賀　　徹	昭和大学医学部救急医学講座教授
井上　智子	東京医科歯科大学大学院教授
大滝　純司	東京医科歯科大学教育学講座教授
川上　純一	浜松医科大学付属病院薬剤部長
神野　正博	社会医療法人財団董仙会理事長
小松　浩子	慶應義塾大学看護医療学部教授
真田　弘美	東京大学大学院医学系研究科教授
竹股喜代子	亀田総合病院看護部長
英　　裕雄	医療法人社団三育会理事長
星　　北斗	財団法人星総合病院理事長
前原　正明	防衛医科大学校外科学講座教授
山本　隆司	東京大学大学院法学政治学研究科教授

※肩書きはグループ発足時（2010年5月26日）現在

資料　2010年5月26日 厚生労働省第1回チーム医療推進のための看護業務検討ワーキンググループ、資料1／チーム医療推進のための看護業務検討ワーキンググループ開催要綱、資料2／今後の検討の進め方中村さんにもずいぶん協力していただいて、感謝しています。

中村　いえ、私にできることには限りがありますが、当事者である看護界の者が動かないという話はありませんので、時には仲間の背中を押すようなことも勝手にさせていただいています（笑）。

全国規模の「看護業務実態調査」に着手

中村　ところで、今おっしゃった「特定の医行為」というのは、先ほどのグレーゾーンの話で出ました、医師の包括的指示のもとに、現在一部の看護師が行っている専門性、侵襲性の極めて高い、ある意味、法的解釈を超えるような医行為のことですよね。先ほどから何回も話題になっている人工呼吸器を装着している患者さんのウイニングがいい例ですが、医療技術の高度化に伴い、看護師の判断で実施してよいかどうか看護師自身が迷う行為は、年々増えてきています。

有賀　先の報告書の中に、「特定の医行為として想定される行為例」として列挙されています（表13参照）。特定看護師（仮称）制度を創設して、そこにあげられているような特定の医行為にまで看護業務を拡大することによって、医療処置やケアが今以上に速やかに受けられるようになり患者さんに喜んでいただけるのであれば、その方向にもっていこうではないか、というところから話が始まっているわけです。

その、特定医行為の実施状況は、全国的に見れば、病院によってかなりの格差があるでしょうから、その範囲を決めておく必要があるだろう、それにはまず現時点での実態をきちんと知っておこうではないかということで、看護業務の実態調査に着手していただいた[*2]、という経緯です。

回答を寄せた8104人の声が意味するもの

中村　その、さっそく行われた「看護業務実態調査」（巻末資料編10参照）では、看護師

＊2　2010年度の厚生労働科学研究補助金事業による研究「看護師が行う医行為の範囲に関する研究」として行われ、ワーキンググループの前原正明委員（防衛医科大学校教授）が研究班の主任研究者を務めている。

と医師を対象に、「現在看護師が実施しているかどうか」に加え、「今後、看護師が実施することが可能と考えられるかどうか」についても尋ね、その結果はすでに、9月の末に公表されています（巻末資料編11参照）。

インターネットも活用したスピーディーな仕事ぶりには大変感心させられましたが、その結果をめぐっては、主に医療関連のメディアの中に、回答率が2割以下にとどまったことについて、調査結果の有効性に疑問を投げかける論調も見られました。この点について、先生はどう評価しておられますか。

有賀　回収率は16・9％でした。この数字についてはワーキンググループの委員の中からも、「この低い回収率で何か物を言うのは、ちょっと厳しい」という意見がありました。「医療現場の声を正確に反映しているとは思えない」というわけです。

ですが僕としては、回収率が低いにしても、数字にして言えば８１０４人の方が回答してくださっていますから、そこには大変意味があると評価していますね。

なぜなら、中村さんも質問紙をご覧になったでしょうが、全部で２０３項目ありますから、あれだけのものに一つひとつ答えていくのは大変な作業です。それを現場の医師も看

表13 「チーム医療の推進に関する検討会」報告書が例示する特定の医行為として想定される行為

●「特定の医行為」とは、従来、一般的には「診療の補助」に含まれないものと理解されてきた一定の医行為であり、特定看護師（仮称）が医師の指示を受けて「診療の補助」として実施する行為をいう

○適切なタイミングで行うことにより、症状の早期改善。患者の不安解消など、サービスの向上につながるような検査
- 患者の重症度の評価や治療効果判定等のための身体所見の把握や検査
- 動脈血ガス測定のための採血など、侵襲性の高い検査の実施
- エコー、胸部単純X線撮影、CT、MRI等の実施時期の判断、読影の判断（エコーについては実施を含む）
- IVR時の造影剤の投与、カテーテル挿入時の介助、検査中・検査後の患者の管理等

○患者の身体的状態や療養生活の状況から適切な実施時期を判断して実施することで、診療の円滑な進行、さらには患者のQOLの向上につながるように処置
- 人工呼吸器装着中の患者のウイニング、気管挿管、抜管等
- 創部ドレーンの抜去等
- 褥創の創傷処置
- 褥創の壊死組織のデブリードマン（除去）

○患者の状態に合わせて、必要な時期に、必要な薬剤（種類、量）を使用したり、副作用出現時や症状改善時の薬剤変更・中止をすることで、状態悪化の防止、術後の早期回復等、患者のQOLの向上につながるような患者の状態に応じた薬剤の選択・使用
- 疼痛、発熱、脱水、便通異常、不眠等への対症療法
- 副作用出現時や生じよう改善時の薬剤変更・中止

護師さんも、大変忙しい業務の合間をぬって答えてくださったわけで、これはもう、「医療現場が今のままでは良質の医療を提供できない」「何かを変えないと、患者さんの安心、安全はとうてい担保できない」という現状認識をもっているからこそできることです。どうでもいいと思っている方は、「こんなの面倒くさい」で終わってしまいますからね。

中村　看護師の業務を拡大することに賛成なのか、反対なのかは別にして、関心があることだけは確かだと思いますね。

有賀　そうでしょ。ですからワーキンググループとしては、そういった意識の高い方たちの声を大事にして、当面は、この結果を基礎資料に看護業務の在り方について検討を進めていこうとなったわけです。

予想以上に多かった包括的指示下に実施している医行為

中村　実態調査の項目を見て、「侵襲性の高い医行為が多いという印象を受けた」という声も耳に入ってきましたが、公表された結果を見ると、看護師の半数以上が「現在看護師が実施している」と答えた項目が、73項目もあります。

この結果に、「暗黙のうちに包括的指示の下に看護師が行っている医行為の多さに驚いた」という声が、ワーキンググループの会合で出ていたようですが、私も、自らの実務経験や学生たちの実習先、あるいは学会等での報告事例などからそれなりの予想をしてはいたものの、実際の数字を目にして、「ああ、そんなにやっているのか」と、ちょっと驚きましたね。

同時に、その多くについて、「今後、看護師が実施可能」とする回答があったこと、また、先ほどから再三話題に上っている「人工呼吸器のウイニングスケジュールの作成と実施」や「褥創の壊死組織のデブリードマン」については、看護師と医師のいずれも半数以上が「今後、看護師が実施可能」と答えていたことなどから総合的に考えて、それなりの教育や研修を行えば、かなりのことを診療の補助行為としてやっていけるという印象をもちました。

こうした看護職の感想とは別に、ワーキンググループの会合では他職種の委員の方々からかなり厳しい意見や評価が出ていたようですが、この先はどのような作業を進められるのですか。

有賀　この結果はあくまでも基礎資料です。この先、看護系学会や職能団体などを対象にアンケート調査や聞き取り調査を実施することになっています。必要があると判断されれば、随時追加調査などもやっていくことになるでしょう。

そうやって現場の声を聞きながら、まずは、現在実施率が高く、しかも「今後、看護師の実施が可能」とする割合が看護師さんと医師で共に高かった業務について、２００２年の「静脈注射」、２００７年の「薬剤の投与量の調節」のように、保助看法上の「診療の補助」行為として一般の看護師さんが実施できるように、教育や実習、研修等の必要性も考慮しつつ、その明確化に向けて検討を重ねていくことになります。

その過程には、包括的な指示の成立要因についても明確化する作業が入りますが、厚生労働省からは今年度中、つまり２０１１年の3月を目途に、これらの作業をまとめてほしいと言われています。しかし、ここまでは診療の補助行為であるとしてどこかで線を引いた時に、その前後の行為の在り方については、かなり丁寧に見ていかなければなりませんから、相当な作業になるだろうと覚悟しています。

病院における他職種との連携実態も調査

中村　今回の調査では、対象を病院で働く看護師に絞り、他職種との連携に関する調査も行っていますよね。「現在看護師が行っている業務の中で、他職種による実施が適当と考えられる業務」について質問していました。

その結果を見ると、リストアップされている11項目のうち「今後、他職種による実施が適当」との回答率が5割を切ったのは、「看護記録等の入力」と「説明（検査や処置に関する事前説明等）」の2項目だけだったというのも、注目に値します。つまり、看護業務拡大の話に花が咲いていますが、業務によっては他職種との連携・協働をより強化していく、場合によっては移譲していくことも必要になってくるかと思いますが、この結果は、これからの検討作業にどう反映していかれますか。

有賀　職種間の連携の在り方については、チーム医療推進方策検討ワーキンググループの中心的検討課題ですから、この結果は、舞台の中心をそちらに移し、僕らのグループも協力し、検討していくことになります。

その際、この件について看護師さんの意見だけでなく一緒にチーム医療に取り組む他職種の方の意見もうかがうのが筋でしょうから、関係団体にアンケート調査への協力をお願いすることも考えています。*3

日本医師会も独自に看護業務実態調査を実施

編集部 この看護業務実態調査について、特定看護師（仮称）の創設に強く反対している

*3 本対談から4日後の2010年10月18日、当ワーキンググループ事務局は、看護師と共にチーム医療に取り組む関係職種の職能団体（日本薬剤師会、日本病院薬剤師会、日本理学療法士協会、日本作業療法士協会、日本言語聴覚士協会、日本栄養士会、日本臨床工学技士会、日本放射線技師会、日本臨床衛生検査技師会の9団体）宛に、看護業務実態調査の結果で、①今後、看護師が実施可能と回答のあった業務・行為、②現在看護師が行っている業務・行為のうち看護師以外の職種による実施が適当との回答があった業務・行為についてどう考えるか、③チーム医療推進の観点から、医師・看護師と分担・連携することができる業務等について記入を求めるアンケート調査を依頼する用紙を発送している。なお、回答は、同年11月19日までとしている。

日本医師会は、去る7月21日の定例記者会見で、研究班の調査では先進医療を行う一部の医療機関の意見ばかりが重視されることが懸念されるとして、独自調査の実施を決定したことを発表しています。

調査項目は研究班のあげた項目と同じですが、「地域医療の実情を議論に反映させるため」として、地域医療を担っている都道府県・郡市区医師会の病院・診療所に勤務する医師や看護職員、合計9120人を対象にしています。そろそろ結果が出る頃だと思いますが、この調査結果も検討材料に含まれるのですか。

有賀　結果は今月（10月）末には公表されるそうですが、特定看護師（仮称）の導入を歓迎する意見も少なからずあったと、漏れ聞いております。実際のところ医師からの待望論も多く、たとえば日本外科学会などの外科系関連9学会からは、「わが国における特定看護師（仮称）の早期確立」を求める要望書が、すでに2010年3月の時点で検討会に届いています。

いずれにしても、その会見を行った藤川謙二理事は、「チーム医療推進会議」の委員を務めておられ、実態調査の結果がまとまり次第、その会議で報告すると話しておられます。

僕もその会議の委員ですから、その場で報告があるのを待ちたいと思います。*4

特定看護師（仮称）養成に向けたモデル事業がスタート

中村　看護業務実態調査と併行して、専門看護師などの、特定看護師（仮称）に類似した看護師の養成に、現に取り組んでいる大学院の修士課程や研修機関のうち、厚生労働省から指定を受けた機関において、いわゆるモデル事業をスタートしていますね（巻末資料編13・14参照）。この同時スタートには、正直申しまして、ちょっと違うのではないかという感想をもちましたが……。

有賀　厚生労働省の事務局からその方針を初めて聞かされた時は、僕もそう思いました。まず看護業務実態調査があって、その分析結果から特定の医行為というものがある程度推定された上で、それに対して養成のモデル事業を行うというのが、おそらく本来あるべき

＊4　結果は、10月29日開かれた「第3回チーム医療推進会議」において、藤川委員より明らかにされた（詳細は、巻末資料編12参照）。

姿でしょうからね。他の委員の方からも、そういう意見はたくさん出ました。本当に実のあるモデル事業をしようと考えるのであればそうあるべきだ、と。

こうした意見に対して事務局からは、特定看護師（仮称）の要件や特定看護師（仮称）が行う特定の医行為を検討する際の実証的なデータとして、対象となる大学院の修士課程などの実態や実績に関する情報を提供していただくのが主旨であり、この事業への参加が、そのまま特定看護師（仮称）の養成課程として認められるものではない旨の説明がありました。「それならいいだろう」ということになり、「特定看護師（仮称）養成　調査試行事業」として行うことになった、という経緯があります。

前進への好機と捉えて看護界が積極的に動こう

中村　紆余曲折はありましたが、最終的には認定看護師を養成している日本看護協会の研修学校も、救急分野、皮膚・排泄ケア分野、感染管理分野の3課程が指定を受け、受講者の募集に入っています。

ただ、特定看護師（仮称）を誕生させるとなれば、その教育は看護系大学院の修士課程で行う方向で話が進んでいますが、現在119ある修士課程のすべてがその教育に参加できるだろうかと、実は心配しています。なぜなら、修士課程のうち専門看護師養成コースでは実践においても内容の濃い教育をしていますから問題ないと思いますが、同じ修士課程であっても専門看護師コース以外のところは、それだけの教育をしているとは限りませんからね。修士課程で教鞭をとっている者として、正直そんな懸念を感じています。

有賀　そういった中村さんの懸念はよくわかります。それは次のステップの話として、モデル事業の結果を分析していく過程できちんと議論し、方向修正していただけると思っています。

実は、先日（10月6日）の僕らの会合では、モデル事業の指定を受けられた東京医療保健大学大学院看護学研究科の関係者4名にお出でいただき、そこでの取り組みについてヒアリングを受けました。ここは、中村さんもご承知のように、今年4月から、国内初の急性期看護のナースプラクティショナー（診療看護師）養成コースとして開校したばかりとお聞きしていますが、国立病院機構と連携していますから、充実した臨床実習を行えるのが特徴だというお話でした。
ヒアリングでは、新たに取り組まれるクリティカル領域での特定看護師（仮称）養成のためのカリキュラムについて、教育目的、卒業時の到達目標、そのための、たとえば診察診断学や疾病病態学の授業・研修内容に至るまで詳細が紹介されました（表14参照）。そのみごとさには感心させられ、思いのほか整然と話が進むものなのだなと、正直思った次第です。病院長で副学長の松本純夫先生も、「病棟では、医師が空白になる時間帯というのがどうしても出てくる以上、医療安全の観点からもこういう看護師が必要だ」と話しておられましたが、僕も同感でして、昭和大学でもこういうことをやったらいいのに、と思ったぐらいです。

中村　今回の事業に参加していない修士課程の教員たちの間でも、この特定看護師（仮称）の話が出て以来、カリキュラムの見直しを始めたところも少なくないようです。看護関連学会もいろいろな検討作業に入っているようですから、今回のことを、前に一歩踏み出す好機としてとらえ、看護界全体がそれぞれの立場で積極的に動くべきなのだろうと思っています。

表14　東京医療保健大学大学院看護学研究科における特定看護師（仮称）養成モデル事業の取り組み（育成カリキュラムより抜粋）

●教育目的

クリティカル領域での国民のニーズに応えるための自律した判断と実践ができる特定看護師（仮称）の育成を目指す

●卒業時の到達目標

(1)クリティカル領域における患者の状況を総合的に判断（診察・包括アセスメント）できる
　①救急患者のショックの判断・評価など
(2)クリティカル領域における患者に必要な治療を実践できる
　①救急患者のショック時の初期治療
　②患者の血中酸素濃度を判断し、酸素投与量の決定
　③気管挿管の必要性の判断と気管チューブの選択及び挿管
　④人工呼吸器装着中のウイニングと抜管
　⑤直視できる皮膚に対する皮膚表層への処置に限定し、切開・排膿
　⑥直視できる皮膚に対する皮膚表層への処置に限定し、皮膚縫合
　⑦縫合状態が良好な単純創に限定した抜糸
　⑧ドレーン抜管時期の判断と抜管
　⑨褥瘡の壊死状態の判断をし、適切なデブリードマンなど
(3)患者の診断・治療において他職種と連携し、協働することができる
　①自分のできる範囲を見極め、医師の指示の必要性を判断し相談
(4)患者の尊厳と権利を守る看護の提供ができる
(5)自らの実践について説明する責任を負うことができる
(6)特定看護師（仮称）として、看護職の教育ができる
(7)特定看護師（仮称）の活動による医療の質の向上への取り組みを考えることができる
(8)自己の課題を科学的に検証し続けることができる
(9)患者の状況を判断し、適切な支援ができる

資料　2010年10月6日 厚生労働省第4回チーム医療推進のための看護業務検討ワーキンググループ、資料3／東京医療保健大学大学院ヒアリング資料、クリティカル領域における特定看護師（仮称）育成のためのカリキュラム

Ⅵ　まだ見えにくい「特定看護師（仮称）像」

現場の看護師が抱きがちな二つの懸念

中村　看護職、とりわけ医療現場にいる看護師のうち、特定看護師（仮称）の創設提言に象徴される今回の一連の動きに、反対と言いますか、懸念する方たちから、大きく二つの声が出ているように思います。

一つは、「特定看護師と呼ばれる人たちが出てきたら、私たちが今までやってきたことができなくなって、業務範囲がむしろ狭められてしまうのではないか」と心配する声、もう一つは、「医師の仕事をなぜ看護師が引き受けなければならないのか。やり手が足りないなら医師を増やせばいいではないか」というものです。これらの声に、先生だったらどうお答えになりますか。

有賀　まず後者の疑問ですが、現在の医療現場において、すでに一部の看護師さんが包括的な指示の下に、診療の補助行為として実践していることを、医療の質の確保や安全、安心の観点から、また、これはあまり言われていないことですが、看護師さんの立場を守るというという観点からも、看護職の業務として、現在の法体系の中にきちんと位置付けていこうということですからね。

それを「医師の仕事だ」と頭から決めつけてしまうと、話はそこで途切れてしまい、改善とか向上ということにつながりません。繰り返し言っていることですが、やはり「患者さんのためにどうするのが一番よいのだろうか」という発想で、前向きに考えていきたいですよね。


その上で、前者の懸念についていえば、特定看護師（仮称）については、検討会が創設を提言はしたものの、果たして誕生するのかどうか、誕生するとしてどのような看護師像になっていくのかは、現時点では全く未定で、これからみんなで決めていくことですからね。わからないものに漠とした不安を抱くのは、まあ止むを得ないでしょう。

ただし、この対談の冒頭で話題にしたように、それなりの背景と経緯があって特定看護師（仮称）の話が出てきたことに理解が得られれば、「私たちの看護業務が狭まってしまう」という心配はなくなるのではないですか。そもそも看護師さんの役割を拡大しよう、その専門性をもっと発揮してもらおうということで進んでいる話ですから。

NP（診療看護師）とは異なる性質のもの

有賀　ところで、今回の対談では、何回かナースプラクティショナー、つまりNPという言葉が出てきましたし、検討会でもその話は取り上げられました。その結果、報告書において、特定看護師（仮称）とNPは「異なる性質のもの」とはっきり打ち出しているわけですが（**表15参照**）、中村さんは、現時点でイメージしておられる特定看護師（仮称）像と、すでにアメリカを中心とする欧米各国で活躍しているとNPとの違いをどのように考えておられますか。一言でNPと言っても、国によって、あるいはアメリカにあっては州によって、立場も動き方もかなり違っているように聞いていますが。

中村　ご承知のように日本でも、NPを作ろうという話が日本NP協議会を中心に進んでいまして、すでに5つの大学院修士課程で、その養成コースが動き始めています。先ほどお話の、特定看護師（仮称）のモデル事業に関するヒアリングで報告された東京医療保健

表15 「チーム医療の推進に関する検討会」報告書における特定看護師（仮称）とNP・PA

●医師の指示を受けずに診療行為を行う「ナースプラクティショナー」（NP）については、医師の指示を受けて「診療の補助」行為を行う看護師・特定看護師（仮称）とは異なる性格を有しており、その導入の必要性を含め基本的な論点について慎重な検討が必要である

●いわゆる「フィジシャン・アシスタント」（PA）については、看護師等の業務拡大の動向等を踏まえつつ、外科医をめぐるさまざまな課題（外科医の業務負担、処遇、専門医養成システム等）の一環として、引き続け検討することが望まれる

（編集部注：NPの本場米国では、その数が全米で約14万人にのぼる。資格は各州が州の免許として発行し、州間での互換性もある。職務内容は州法を反映した病院ごとのプロトコールとして定められている）

（下線は編集部）

大学大学院看護学研究科もその一つで、NP協議会は、当面「診療看護師」という名称で話を進めています（表16参照）。

そこで、お尋ねのNPと特定看護師（仮称）の違いですが、そこはすでに鮮明になっていまして、NPは医師の指示を受けずに医行為を行いますが、特定看護師（仮称）は医師の包括的指示の下で、あらかじめ定められた特定の医行為を行うことになります。究極的な違いは、この「包括的指示の下」という文言が入るかどうかですが、実はそこに大きな意味があると私は思っています。

表16　日本NP協議会と「診療看護師」

●欧米において、初期症状の診断や治療を行うナースプラクティショナー(Nurse Practitioner：NP) の活躍に注目が集まる中、日本においても、2009年10月1日、NPの養成に向けた大学院教育の推進や教育の標準化、制度化を目指す関係者が、日本NP協議会 (Japanese Nurse Practitioner Association：JNPA；会長／草間朋子・大分県立看護科学大学長) を発足させている。

●同協議会はその規約第2条で、活動の目的を、
「わが国における質の高いNP（当面、「診療看護師」と呼ぶ）養成を目指し、NP（診療看護師）の医療制度上の役割、身分等を検討し、制度化に向けた必要な事項を決定し、NP（診療看護師）に対する社会の理解の促進を図ること」*と明記。

●さらに同規約第3条では、その目的達成のための活動として以下をあげている。
①NP（診療看護師）教育の標準化に向けた活動
②NP（診療看護師）の制度化に向けた活動
③NP（診療看護師）の社会的評価に関する活動
④NP（診療看護師）に関する広報活動
⑤その他、協議会の目的に必要な活動**

●NP（診療看護師）養成コースは、2008年4月に大分県立看護科学大学大学院修士課程に設置されたのを皮切りに、09年4月に国際医療福祉大学と聖路加看護大学、2010年4月には東京医療保健大学と北海道医療大学の大学院修士課程に新設され、2010年10月現在、5校となっている。

*・** 日本NP協議会ホームページより。

フィジカルアセスメントはできても病気の診断はできない

中村　なぜかと言いますと、看護職は病態学を学んでいます。ですから、たとえば自分が担当している患者さんに主治医が処方した薬についても、「患者さんがこういう病態だから、こういう薬を使って、こういう治療をしていく方針なのだ」ということをきちんと理解をした上で、患者さんに与薬するという行為をしている。つまり、ただやみくもに医師の指示どおりに動いているのではなく、自分なりに納得した上で動いているわけです。だからこそ、場合によっては、「先生、この薬をこのまま続けていてよいのですか」などという疑問を、主治医に投げかけるようなことも出てきます。

看護職は、自分のあらゆる行為について、頭の中でそういう思考をめぐらすからこそ、包括的な指示の範囲内で自律的判断をして動く、つまり特定の医行為も行うことができるわけです。しかし、診断学は学習していませんから、フィジカルアセスメントにより病態を把握するという、言わば診断プロセスの第一段階のことはできても、病気を診断することはできません。当然、医師の指示なくして自ら薬を処方したり検査をオーダーしたりすることはできないし、それをするのは患者さんにとって大変危険なわけです。

仮に、その診断学をしっかり学んだとしても、この国の現行の法体系の中で看護職は、医師の指示なく処方などの医行為を行うことは禁じられています。ですから、厳しい言い方になりますが、現行法の枠内では、NPを養成しても、「さて、どこで使ってくれるのか」という話になってしまいます。包括的指示を拡大解釈すればいいとか、そのための特別区を設けるうんぬんの話も出ているようですが、現行法の下に、いますぐにというのはかなり無理があると私は考えています。

「包括的な指示」は医療チームの秩序維持のためのツール

有賀　そのことについて言えば、僕としては、おそらく社会の在り方みたいなことと関係があるのだろうと思いますね。一部に、包括的指示にはどの程度の実効性があるのか、という議論があることは十分承知しています。しかし、チーム医療では、一人の患者さんをめぐるさまざまな職種の者が集まり、お互いの専門性を尊重し合いながら、その患者さんをみんなでお助けするわけです。その際に包括的な指示というのは、チームとしての秩序を維持するという意味において、重要なツールになっているのだろうと考えるわけです。

現場感覚から見ても、包括的というのは、日本人の感性に非常にマッチしているのではないでしょうか。それぞれの職種が包括的指示から離れて、「私たちの職種は私たちなりの自律的判断で動きます」ということを言い出してしまったら、協働、連携を合言葉とするチーム医療は成立しないですよ。

中村 おっしゃるように、今までそういう中で動いてきましたから、包括的指示が私たちの中の安心感の一つになっていることは確かですね。

ちょっと付け加えさせていただくと、先ほど看護職が診断学は教育されていないと言いましたが、「門前の小僧習わぬ経を読む」で、患者さんがこういう時はこういう診断をしているのだな、ということは経験的に学んでよく理解しています。ですから、「医師の指示は不要」とするまでもなく、今度の、特定看護師（仮称）のモデル事業では診断学を何単位か入れるようになっているように、これまで経験して身につけてきたことを体系的に学び直し、整理し直すことにより、包括的指示の枠内で、かなりのことまで責任をもってできるようになっていくと思います。

臨床研修を終えたばかりの医師像に近い

編集部 取材先で、現場の看護師さんたちと雑談する中で特定看護師(仮称)の話になり、「どんな看護師像をイメージしていますか」とお尋ねすると、やはり「なかなか想像できない」という声が返ってくることが多いのですが、その中で、「トリアージナースに近いのかしら」とおっしゃる方が何人かいらっしゃいました。これには、どうお答えになりますか。

有賀 救急外来などで、トリアージナースが患者さんの重症度や緊急度を評価してテキパキと動きまわっている姿は、比較的独自に仕事をしているように見えるでしょうから、そういうイメージをもつのかもしれませんね。しかし特定看護師(仮称)は、そこにプラスアルファのことをすることになりますから、ちょっと違いますね。

救急場面で言えば、僕のイメージでは、搬送されてきた患者さんの状態、状況から胸部の単純X線撮影やCT、MRI、さらには動脈血ガス分析測定のための採血なども、即座に実施すべきかどうかを判断し、必要となればそれらを実施した上でトリアージを含む初期対応を行うことになるのだろうと思います。

ですから僕なんかは、医師仲間から特定看護師（仮称）さんの診療補助の水準はどれくらいになるのかという質問を受けると、臨床研修[*1]を終えたばかりの医師たちができる程度のことは任せられるのではないか、と答えます。こう説明すると、「ああ、なるほどね」と合点する医師が多いですね。

認定看護師にプラスアルファの役割と責任

中村　でも先生、その説明では、臨床研修病院で実際に研修医と一緒に仕事をしている看

＊1　医師法第16条の第2第1項に規定されている医師免許取得後の臨床研修は、2004年4月1日から、診療に従事しようとするすべての医師に義務づけられている。

護師たちには理解できても、研修医がやってこない病院や病院以外のところで働いている看護職にはわかりませんよね。

看護職に、より共通してわかりやすいということで言えば、認定看護師を例に説明できないでしょうか。認定看護師はこの2~3年で急速に増加していまして、最新のデータでいえば、19分野で、総勢7364人にものぼっています（**表17参照**）。

私の、今の時点での特定看護師（仮称）像では、分野や職場の環境によって多少の違いはありますが、認定看護師たちが現在実践していることに、主治医による包括的な指示の範囲内で、自分で判断して実践できることが加わっていく、しかもその医療チームの中でチームをまとめ、コーディネートする役割と責任を、今以上に引き受けていく、という説明になるでしょうか。

さらに法体系上のことで言えば、認定看護師や専門看護師は日本看護協会という職能団体の認定ですが、特定看護師（仮称）は国的資格として検討されていますから、私の解釈ですが、看護職として保健師、助産師、看護師とあるところに、横並びで特定看護師（仮称）が位置づけられることになるのではないでしょうか。

表17　統計データにみる日本の看護職

●看護職総数（就業者数）　約137万人
・うち約48,000人が保健師、約28,000人が助産師
・看護師・准看護師の約84％、115万人弱が病院・一般診療所に勤務
・毎年約5万人の新人看護職が誕生（うち約1.3万人が大卒）
（日本看護協会出版会編：平成21年看護関係統計資料集による）

●看護学教育
・看護系大学180校
・看護系大学院：修士課程119／博士課程54
・定数：修士課程1,761人／博士課程328人
（日本大学系協議会ホームページによる・2009年データ）

●専門看護領域スペシャリスト（社団法人日本看護協会認定）
・専門看護師451名（5年以上の臨床経験＋大学院修士課程修了）
・認定看護師7,364名（5年以上の臨床経験＋6カ月以上の教育課程修了）
（日本看護協会ホームページによる・2010年11月1日データ）

有賀　僕の昭和大学病院にも、専門看護師さんや認定看護師さんが20人以上います。その中には救急看護の認定看護師さんもいて、一緒に仕事をしたことがありますから、その優秀性はよくわかっています。彼女たちの仕事ぶりから考えるに、中村さんの今の説明は正しいと思いますよ。

どんな場面で、どんな看護をするのかを例示したい

中村　まずは看護職一人ひとりが、特定看護師（仮称）はどんな場面で、特定の医行為も含め、どんな看護をするのかがイメージできると、自分たちの問題として冷静に受け止め、創設の是非も含め、今以上に積極的かつ自主的に、議論に参加できるようになるのではないでしょうか。

そのためには、先ほどお話のあった救急外来などのクリティカル場面ではこういう役割を担う、褥創ケアにおいてはこうだ、慢性期ではこうなる、といった具合に、実際のチーム医療における特定看護師（仮称）の活動を、できるだけたくさんの状況を設定して具体的に説明することも、この先必要だろうと思いますが、いかがでしょうか。

有賀　やはりペーパーだけで得られる理解には限界がありますからね。具体的に現場をイメージして考えていただくのが一番だと思いますから、モデル事業が進んで行く過程で、そういったこともどんどん例示していけるのではないかと考えています。

いずれにしても今回の話は、患者さんにもっといい医療サービスを提供しようというところから始まっていて、見方を変えれば看護の質全体を引き上げることでもあるわけです。もっとハイレベルで患者さんのために頑張りたいと願っている数多くの看護師さんたちに、国としてどこまで応えていけるのか。答えが出るのはまだ少し先になるでしょうが、よりよい方向に進んでいくためにも、現場のご意見をどんどん聞かせていただけたらと思っています。

とりあえず今日はここまでということで。

中村さんには遠方からご足労いただきまして、ありがとうございました。

（２０１０年10月14日　東京・霞が関　法曹会館にて）

資料編

1 今後の高齢化の進展―2025年の超高齢社会像（2006年9月27日厚生労働省第1回介護施設の在り方に関する委員会　資料4）＜抜粋＞

1　高齢者人口の推移

○平成27（2015）年には「ベビーブーム世代」が前期高齢者（65～74歳）に到達し、その10年後（平成37〔2025〕年）には高齢者人口は約3500万人に達すると推計される。

○これまでの高齢化の問題は、高齢化の進展の「速さ」の問題であったが、平成27（2015）年以降は、高齢化率の「高さ」（＝高齢者数の多さ）が問題となる。

2　認知症高齢者数の見通し

○認知症高齢者数は、平成14（2002）年現在約150万人であるが、2025年には約

320万人になると推計される。

○平成14（2002）年9月現在の状況をみると、要介護者の1／2は、認知症の影響が認められており、今後、認知症高齢者は急速に増加すると見込まれる。

3　高齢者の世帯の見通し

○世帯主が65歳以上である高齢者の世帯数は、平成17（2005）年現在1340万世帯程度であるが、平成37（2025）年には、約1840万世帯に増加すると見込まれる。

○また、平成37（2025）年には、高齢者の世帯の約7割を一人暮らし・高齢夫婦のみ世帯が占めると見込まれる。中でも高齢者の一人暮らし世帯の増加が著しく、一人暮らし世帯は約680万世帯（約37％）に達すると見込まれる。

4　死亡者数の推移

○年間死亡者数（2004年現在約100万人）は今後急増し、2015年には約140万人（うち65歳以上約120万人）、2025年には約160万人（うち65歳以上約140万人）に達すると見込まれる。

5　都道府県別高齢者人口の見通し

○今後急速に高齢化が進むと見込まれるのは、首都圏をはじめとする「都市部」である。今後、高齢者の「住まい」の問題等、従来と異なる問題が顕在化すると見込まれる。

２　医師及び医療関係職と事務職員等との間等での役割分担の推進について（2007年12月28日厚生労働省医政局長通知）＜抜粋＞

1　基本的考え方

各医療機関においては、良質な医療を継続的に提供するという基本的考え方の下、医師、看護師等の医療関係職の医療の専門職種が専門性を必要とする業務に専念することにより、効率的な業務運営がなされるよう、適切な人員配置の在り方や、医師、看護師等の医療関係職、事務職員等の間での適切な役割分担がなされるべきである。

2 役割分担の具体例

（3）医師と看護師等の医療関係職との役割分担

医師と看護師等の医療関係職との間の役割分担についても、以下のような役割分担を進めることで、医師が医師でなければ対応できない業務により集中することが可能となる。また、医師の事前指示やクリティカルパスの活用は、医師の負担を軽減することが可能となる。

その際には、医療安全の確保の観点から、個々の医療機関等毎の状況に応じ、個別の看護師等の医療関係職の能力を踏まえた適切な業務分担を行うことはもとより、適宜医療機関内外での研修等の機会を通じ、看護師等が能力の研鑽に励むことが望ましい。

1）薬剤の投与量の調節

患者に起こりうる病態の変化に応じた医師の事前の指示に基づき、患者の病態の変化に応じた適切な看護を行うことが可能な場合がある。例えば、在宅等で看護にあたる看護職員が行う、処方された薬剤の定期的、常態的な投与及び管理について、患者の病態を観察した上で、事前の指示に基づきその範囲内で投与量を調整することは、医師の指示の下で行う看護に含まれるものである。

2) 静脈注射

医師又は歯科医師の指示の下に行う看護職員が行う静脈注射及び、留置針によるルート確保については、診療の補助の範疇に属するものとして取り扱うことが可能であることを踏まえ、看護職員の積極的な活用を図り、医師を専門性の高い業務に集中させ、患者中心の効率的な運用に努められたい。

なお、薬剤の血管注入による身体への影響は大きいことから、「看護師等による静脈注射の実施について」(平成14年9月30日医政発第0930002号)において示しているとおり、医師又は歯科医師の指示に基づいて、看護職員が静脈注射を安全にできるよう、各医療機関においては、看護職員を対象とした研修を実施するとともに、静脈注射の実施等に関して、施設内基準や看護手順の作成・見直しを行い、また、個々の看護職員の能力を踏まえた適切な業務分担を行うことが重要である。

3）救急医療等における診療の優先順位の決定

夜間・休日救急において、医師の過重労働が指摘されている現状を鑑み、より効率的運用が行われ、患者への迅速な対応を確保するため、休日や夜間に診療を求めて救急に来院した場合、事前に、院内において具体的な対応方針を整備していれば、専門的な知識および技術をもつ看護職員が、診療の優先順位の判断を行うことで、より適切な医療の提供や、医師の負担を軽減した効率的な診療を行うことが可能となる。

4）入院中の療養生活に関する対応

入院中の患者について、例えば病棟内歩行可能等の活動に関する安静度、食事の変更、入浴や清拭といった清潔保持方法等の療養生活全般について、現在行われている治療との関係に配慮し、看護職員が医師の治療方針や患者の状態を踏まえて積極的に対応することで、効率的な病棟運営や患者サービスの質の向上、医師の負担の軽減に資することが可能となる。

5）患者・家族への説明

医師の治療方針の決定や病状の説明等の前後に、看護師等の医療関係職が、患者との診察前の事前の面談による情報収集や補足的な説明を行うとともに、患者、家族等の要望を傾聴し、医師と患者、家族等が十分な意思疎通をとれるよう調整を行うことで、医師、看護師等の医療関係職と患者、家族等との信頼関係を深めることが可能となるとともに、医師の負担の軽減が可能となる。

また、高血圧性疾患、糖尿病、脳血管疾患、うつ病（気分障害）のような慢性疾患患者においては、看護職員による療養生活の説明が必要な場合が想定される。このような場合に、医師の治療方針に基づき看護職員が療養生活の説明を行うことは可能であり、これにより医師の負担を軽減し、効率的な外来運営が行えるとともに、患者のニーズに合わせた療養生活の援助に寄与できるものと考える。

6)採血、検査についての説明

採血、検査説明については、保健師助産師看護師法及び臨床検査技師等に関する法律（昭和33年法律第76号）に基づき、医師等の指示の下に看護職員及び臨床検査技師が行うことができることとされているが、医師や看護職員のみで行っている実態があると指摘されている。

医師と看護職員及び臨床検査技師との適切な業務分担を導入することで、医師等の負担を軽減することが可能となる。

7)薬剤の管理

病棟等における薬剤の在庫管理、ミキシングあるいは与薬等の準備を含む薬剤管理について、医師や看護職員が行っている場合もあると指摘されているが、ミキシングを行った点滴薬剤等のセッティング等を含め、薬剤師の積極的な活用を図り、医師や看護職員の業務を見直すことで、医療安全の確保及び医師等の負担の軽減が可能となる。

8)医療機器の管理

生命に影響を与える機器や精密で複雑な操作を伴う機器のメンテナンスを含む医療機器の管理については、臨床工学技士法(昭和62年法律第60号)に基づき、医師の指示の下、臨床工学技士が行うことができるとされているところであるが、医師や看護職員のみで行っている実態も指摘されている。臨床工学技士の積極的な活用を図り、医師や看護職員の業務を見直すことで、医療安全の確保及び医師等の負担の軽減が可能となる。

3 安心と希望の医療確保ビジョン（2008年6月厚生労働省）＜抜粋＞

Ⅱ　具体的な政策

1　医療従事者等の数と役割

（4）職種間の協働・チーム医療の充実

職種間での協働とチーム医療の充実を進めるに当たっては、それぞれの職種が、互いに専門性を尊重しつつ、情報の共有を効率的に行うことにより緊密な連携を充実させ協働関係を築くことで、病院勤務医の過重労働の解消を図りながら、全体として患者・家族、医療従事者もともに安全と安心・納得を生み出すという視点が重要である。

ア　医師と看護職との協働の充実

「医師及び医療関係職と事務職員等との間等での役割分担の推進について」（平成19年12

月28日医政局長通知。以下「役割分担通知」という。）で示したように、各職種に認められている業務範囲の下での業務を普及する。また現場の看護師が専門看護師、認定看護師の取得を促進する施策を講じ、その普及・拡大に努める。さらに、医師・看護師がそれぞれの専門性を情報共有や会議等を通じて十分に発揮するとともに、効率的な医療の提供に資するため、チーム医療による協働を進める。その際、これからの看護師には、医師や他のコメディカル、他の職員等や患者・家族とのコミュニケーションを円滑にする役割等が求められるほか、在宅や医療機関におけるチーム医療の中で、自ら適切に判断することのできる看護師の養成が必要であることなどから、看護基礎教育の内容及び就労後の研修を充実するとともに、教育の方法や内容、期間について、将来を見渡す観点からの望ましい教育の在り方に関する抜本的な検討を進める。

4 規制改革推進のための3か年計画（再改定）（平成21年3月31日閣議決定）＜抜粋＞

Ⅱ　重点計画事項

1　医療

（4）医師及び他の医療従事者の供給体制の在り方の検討

①医師と他の医療従事者の役割分担の推進

イ　専門性を高めた職種の導入【平成20年度検討開始】

海外においては、我が国の看護師には認められていない医療行為（検査や薬剤の処方など）について、専門性を高めた看護師が実施している事例が見受けられる。上記の「安心と希望の医療確保ビジョン」具体化に関する検討会中間とりまとめの内容を踏まえると、早急にこのような海外の事例について研究を行い、専門性を高めた新しい職種（慢性的な疾患・軽度な疾患については、看護師が処置・処方・投薬ができる、いわゆるナースプラクティショナーなど）の導入について、各医療機関等の要望や実態等を踏まえ、その必要性を含め検討する。

5 内閣総理大臣指示（平成21年5月19日経済財政諮問会議）

看護師の役割の拡大は、「経済危機克服のための有識者会合」や「社会保障国民会議」の提言でもある。厚生労働省において、専門家を集め、日本の実情に即して、どの範囲の業務を、どういう条件で看護師に認めるか、具体的に検討していただきたい。

6 経済財政改革の基本方針2009（平成21年6月23日閣議決定）＜抜粋＞

第2章　成長力の強化

6　規制・制度改革

・医師と看護師等の間の役割分担の見直し（専門看護師の業務拡大等）について、専門家会議で検討を行い、平成21年度中に具体策を取りまとめる。

7 医療スタッフの協働・連携によるチーム医療の推進について（2010年4月30日厚生労働省医政局長通知）＜抜粋＞

2　各医療スタッフが実施することができる業務の具体例

（1）　薬剤師

1）薬剤師を積極的に活用することが可能な業務

以下に掲げる業務については、現行制度の下において薬剤師が実施することができることから、薬剤師を積極的に活用することが望まれる。

①薬剤の種類、投与量、投与方法、投与期間等の変更や検査のオーダについて、医師・薬剤師等により事前に作成・合意されたプロトコールに基づき、専門的知見の活用を通じて、医師等と協働して実施すること。

②薬剤選択、投与量、投与方法、投与期間等について、医師に対し、積極的に処方を提案すること。

③薬物療法を受けている患者（在宅の患者を含む。）に対し、薬学的管理（患者の副作用の状況の把握、服薬指導等）を行うこと。
④薬物の血中濃度や副作用のモニタリング等に基づき、副作用の発現状況や有効性の確認を行うとともに、医師に対し、必要に応じて薬剤の変更等を提案すること。
⑤薬物療法の経過等を確認した上で、医師に対し、前回の処方内容と同一の内容の処方を提案すること。
⑥外来化学療法を受けている患者に対し、医師等と協働してインフォームドコンセントを実施するとともに、薬学的管理を行うこと。
⑦入院患者の持参薬の内容を確認した上で、医師に対し、服薬計画を提案するなど、当該患者に対する薬学的管理を行うこと。
⑧定期的に患者の副作用の発現状況の確認等を行うため、処方内容を分割して調剤すること。
⑨抗がん剤等の適切な無菌調製を行うこと。

（2）リハビリテーション関係職種

1）喀痰等の吸引

①理学療法士が体位排痰法を実施する際、作業療法士が食事訓練を実施する際、言語聴覚士が嚥下訓練等を実施する際など、喀痰等の吸引が必要となる場合がある。この喀痰等の吸引については、それぞれの訓練等を安全かつ適切に実施する上で当然に必要となる行為であることを踏まえ、理学療法士及び作業療法士法（昭和40年法律第137号）第2条第1項の「理学療法」、同条第2項の「作業療法」及び言語聴覚士法（平成9年法律第132号）第2条の「言語訓練その他の訓練」に含まれるものと解し、理学療法士、作業療法士及び言語聴覚士（以下「理学療法士等」という。）が実施することができる行為として取り扱う。

②理学療法士等による喀痰等の吸引の実施に当たっては、養成機関や医療機関等において必要な教育・研修等を受けた理学療法士等が実施することとするとともに、医師の指示の下、他職種との適切な連携を図るなど、理学療法士等が当該行為を安全に実施できるよう留意しなければならない。今後は、理学療法士等の養成機関や職能団体等においても、教育内

容の見直しや研修の実施等の取組を進めることが望まれる。

2）作業療法の範囲

理学療法士及び作業療法士法第2条第1項の「作業療法」については、同項の「手芸、工作」という文言から、「医療現場において手工芸を行わせること」といった認識が広がっている。

以下に掲げる業務については、理学療法士及び作業療法士法第2条第1項の「作業療法」に含まれるものであることから、作業療法士を積極的に活用することが望まれる。

・移動、食事、排泄、入浴等の日常生活活動に関するＡＤＬ訓練
・家事、外出等のＩＡＤＬ訓練
・作業耐久性の向上、作業手順の習得、就労環境への適応等の職業関連活動の訓練
・福祉用具の使用等に関する訓練
・退院後の住環境への適応訓練
・発達障害や高次脳機能障害等に対するリハビリテーション

（3）管理栄養士

以下に掲げる業務については、現行制度の下において管理栄養士が実施することができることから、管理栄養士を積極的に活用することが望まれる。

①一般食（常食）について、医師の包括的な指導を受けて、その食事内容や形態を決定し、又は変更すること。

②特別治療食について、医師に対し、その食事内容や形態を提案すること（食事内容等の変更を提案することを含む。）。

③患者に対する栄養指導について、医師の包括的な指導（クリティカルパスによる明示等）を受けて、適切な実施時期を判断し、実施すること。

④経腸栄養療法を行う際に、医師に対し、使用する経腸栄養剤の種類の選択や変更等を提案すること。

（4）臨床工学技士

1）喀痰等の吸引

①人工呼吸器を装着した患者については、気道の粘液分泌量が多くなるなど、適正な換気状態を維持するために喀痰等の吸引が必要となる場合がある。この喀痰等の吸引については、人工呼吸器の操作を安全かつ適切に実施する上で当然に必要となる行為であることを踏まえ、臨床工学技士法（昭和62年法律第60号）第2条第2項の「生命維持管理装置の操作」に含まれるものと解し、臨床工学技士が実施することができる行為として取り扱う。

②臨床工学技士による喀痰等の吸引の実施に当たっては、養成機関や医療機関等において必要な教育・研修等を受けた臨床工学技士が実施することとするとともに、医師の指示の下、他職種との適切な連携を図るなど、臨床工学技士が当該行為を安全に実施できるよう留意しなければならない。今後は、臨床工学技士の養成機関や職能団体等においても、教育内容の見直しや研修の実施等の取組を進めることが望まれる。

2）動脈留置カテーテルからの採血

①人工呼吸器を操作して呼吸療法を行う場合、血液中のガス濃度のモニターを行うため、動

脈の留置カテーテルから採血を行う必要がある。この動脈留置カテーテルからの採血（以下「カテーテル採血」という。）については、人工呼吸器の操作を安全かつ適切に実施する上で当然に必要となる行為であることを踏まえ、臨床工学技士法第2条第2項の「生命維持管理装置の操作」に含まれるものと解し、臨床工学技士が実施することができる行為として取り扱う。

②臨床工学技士によるカテーテル採血の実施に当たっては、養成機関や医療機関等において必要な教育・研修等を受けた臨床工学技士が実施することとするとともに、医師の指示の下、他職種との適切な連携を図るなど、臨床工学技士が当該行為を安全に実施できるよう留意しなければならない。今後は、臨床工学技士の養成機関や職能団体等においても、教育内容の見直しや研修の実施等の取組を進めることが望まれる。

(5) 診療放射線技師

以下に掲げる業務については、現行制度の下において診療放射線技師が実施することができることから、診療放射線技師を積極的に活用することが望まれる。

①画像診断における読影の補助を行うこと。
②放射線検査等に関する説明・相談を行うこと。

(6) その他

(1)から(5)までの医療スタッフ以外の職種(歯科医師、看護職員、歯科衛生士、臨床検査技師、介護職員等)についても、各種業務量の増加や在宅医療の推進等を背景として、各業務の専門家として医療現場において果たし得る役割は大きなものとなっていることから、各職種を積極的に活用することが望まれる。

また、医療スタッフ間の連携・補完を推進する観点から、他施設と連携を図りながら患者の退院支援等を実施する医療ソーシャルワーカー(MSW)や、医療スタッフ間におけるカルテ等の診療情報の活用を推進する診療情報管理士等について、医療スタッフの一員として積極的に活用することが望まれる。

さらに、医師等の負担軽減を図る観点から、局長通知において示した事務職員の積極的な活用に関する具体例を参考として、書類作成(診断書や主治医意見書等の作成)等の医療関係事務を処理する事務職員(医療クラーク)、看護業務等を補助する看護補助者、検体や書類・伝票等の運搬業務を行う事務職員（ポーターやメッセンジャー等）等、様々な事務職員についても、医療スタッフの一員として効果的に活用することが望まれる。

8 チーム医療推進会議　概要
（2010年5月12日　厚生労働省第1回チーム医療推進会議　資料1）
＜参考＞

●趣旨

「チーム医療の推進について」（平成22年3月19日　チーム医療の推進に関する検討会とりまとめ）を受け、様々な立場の有識者（下記「構成員」）から構成される会議を開催し、同報告書において提言のあった具体的方策の実現に向けて下記課題を中心に検討を行うことを目的に設置された。

●検討課題

①チーム医療を推進するための方策について

②チーム医療を推進するための看護師業務の在り方について

●経緯

２０１０年5月12日開催の第1回会議において、検討課題の①には、「チーム医療推進方策ワーキンググループ」②には「チーム医療推進のための看護業務検討ワーキンググループ」をそれぞれ設置し、各ワーキンググループの検討結果を「チーム医療推進会議に」フィードバックしながら議論を進める方針を決定した。

●構成員

有賀　徹　昭和大学医学部救急医学講座教授

太田　秀樹　医療法人アスムス理事長

小川　彰　全国医学部長病院長会議

坂本　すが　日本看護協会副会長

島崎　謙治　政策研究大学院教授
永井　良三　東京大学大学院医学系研究科教授
中山　洋子　日本看護系大学協議会会長
半田　一登　日本理学療法士協会会長
藤川　謙二　日本医師会常任理事
藤本　春枝　ＮＰＯ法人地域医療を育てる会理事長
宮村　一弘　日本歯科医師会副会長
山本　信夫　日本薬剤師会副会長
山本　隆司　東京大学大学院法学政治学研究科教授

注　肩書きは検討会発足時（２０１０年5月12日）現在

9 チーム医療推進方策検討ワーキンググループ　概要（2010年10月6日　厚生労働省第1回チーム医療推進方策検討ワーキンググループ　資料1）〈参照〉

●趣旨・経緯

「チーム医療の推進について」（平成22年3月19日　チーム医療の推進に関する検討会とりまとめ）を受け、同報告書において提言のあった具体的方策の実現に向け、看護師以外の医療スタッフの役割拡大や職種間の連携推進のための方策について検討を行う場として設置された。２０１０年10月４日の第１回会合より、下記課題を中心に検討をスタートした。

●検討課題・取り組み

①チーム医療の取り組みの指針となるガイドラインの策定

②上記ガイドラインを活用したチーム医療の普及・推進のための方策

③看護師以外の医療スタッフの業務範囲・役割の見直しを随時検討するための仕組みの在り

方

以上の3点について、関連職種を招いたヒアリングを2010年10月から2011年2月にかけて5回程度実施。これを基に、「チーム医療ガイドライン（仮称）」の骨子について議論を重ね、3月にとりまとめを行う予定。

●委員

市川　幾恵　　昭和大学統括看護部長
遠藤　康弘　　埼玉県済生会栗橋病院院長
小川　克己　　熊本総合医療リハビリテーション学院
小沼　利光　　東京都済生会向島病院医療技術部長
川越　厚　　クリニック川越院長
川島由起子　　聖マリアンナ医科大学病院栄養部長
栗原　正紀　　長崎リハビリテーション病院理事長
鐸木　紀之　　筑波メディカルセンター病院法人事務局次長・副院長
高本　眞一　　三井記念病院院長

田口　良子　神奈川県三崎保健福祉事務所保健福祉課長
玉城　嘉和　医療法人社団ピーエムエー理事長
近森　正幸　近森病院院長
土屋　文人　国際医療福祉大学付属病院薬剤統括部長
徳田　貞久　医療法人禎心会理事長
中村　春基　兵庫県リハビリテーションセンター
　　　　　　リハビリテーション中央病院リハビリ療法部長
原口　信次　東海大学医学部付属病院診療技術部長
堀内　成子　聖路加産科クリニック副所長
松阪　　淳　国家公務員共済組合連合会牧公済病院臨床工学科
三上　祐司　総合病院東香里病院理事長
向井　美恵　昭和大学口腔ケアセンター長
森田　秋子　初台リハビリテーション病院ＳＴ部門チーフ
山口　　徹　虎の門病院院長

●オブザーバー

岡本　征仁　札幌市消防局警防部救急課長

柏木　一恵　財団法人浅香山病院社会復帰部長

須貝　和則　東埼玉総合病院医事課長

津川　律子　日本大学文理学部心理学科教授

取出　涼子　初台リハビリテーション病院ＳＷ部門チーフ

畠山　仁美　須坂市社会福祉協議会事務局次長

注　肩書きは検討会発足時（２０１０年5月12日）現在

⑩ 看護業務実態調査について（2010年6月14日 第2回チーム医療推進のための看護業務検討ワーキンググループ　資料2）

1 趣旨

○チーム医療の推進に関する検討会報告書（平成22年3月19日取りまとめ）において、看護師の業務範囲の拡大や特定看護師（仮称）が実施する「特定の医行為」の範囲の決定に当たっては、看護業務に関する実態調査を実施し、当該調査結果を踏まえて検討する必要があると提言された。

○本調査は、当該報告書の提言を受け、現在の看護業務の実態等に関する全国的な調査を実施するものである。（8月中に取りまとめ予定）

2　調査内容

○チーム医療検討会報告書において「特定の医行為として想定される行為例」として列挙された行為等、一定の行為について、以下の項目を調査。

・現在、看護師（認定看護師・専門看護師）が実施しているか否か

・今後、一般の看護師が実施することが可能と考えられるか否か

・今後、特定看護師（仮称）制度の創設に伴い、特定看護師（仮称）が実施することが可能と考えられるか否か

○なお、調査対象とする一定の行為については、「チーム医療推進のための看護業務検討WG」において選定。

○看護師が現在行っている業務の中で、他職種による実施が適当と考えられる業務についても調査。

3　調査対象・方法

○平成22年度厚生労働科学研究費補助金事業を活用し、以下のとおり調査を実施する予定。

①医療機関等に勤務する医師・看護師（質問紙調査）

特定機能病院　83施設（100％）

病院（規模別）　1800施設（20％抽出）

診療所（有床）　600施設（5％抽出）

訪問看護ステーション　500か所（10％抽出）

計　約3000施設

②各種団体、関係学会の代表者（聞き取り調査）

⑪

看護業務実態調査の結果
（2010年9月27日 第3回チーム医療推進のための看護業務検討ワーキンググループ　資料1／看護業務実態調査　結果概要および2010年10月6日第4回チーム医療推進のための看護業務検討ワーキンググループ　資料4／看護業務実態調査の結果について）＜抜粋・編集＞

厚生労働省の「チーム医療推進のための看護業務検討ワーキンググループ」の委員で、看護業務実態調査（平成22年度厚生労働科学特別研究事業「看護師が行う医行為の範囲に関する研究」）の主任研究員を務める防衛医科大学の前原正明教授は、2010年9月27日の第3回会合で、その調査結果概要を、10月6日の第4回会合ではさらに詳細な結果を公表した。

■8104人が回答するも回収率は2割を切る

それによると、本調査は、2010年7月28日から9月10日にかけて、全国3274施設

（特定機能病院、特定機能病院以外の病院、有床診療所、訪問看護ステーション）に従事する医師及び看護師、ならびに専門看護師・認定看護師１５７８人の合計４８０１２人を対象に、インターネット調査（回答者がＷｅｂ画面より解答を入力）により実施した。

その結果、有効回収数は８１０４人（医師２４２０人、認定看護師６５８人、専門看護師２７７人、その他の看護師４７４９人）で、回収率は16・9％と２割を切った。

■半数以上の医師が１０６の医行為を「今後、看護師（特定看護師（仮称）を含む）が実施可能」と回答

調査では、看護業務検討ワーキンググループが選定した２０３項目の医療処置（以下、医行為）項目について、医師の指示があることを前提として、以下を質問した。

①現在、施設内で看護師が実施しているか否か

②今後、一般の看護師が実施することが可能と考えられるか否か

③今後、特定看護師（仮称）制度が創設された場合に、特定看護師（仮称）が実施することが可能と考えられるか否か

その結果、203項目中106の医行為については、半数以上の医師が「今後、特定看護師(仮称)を含む看護師が実施可能」と回答した。

これを所属する医療機関別にみると、特定機能病院の医師(816人)では203項目中112項目、特定機能病院以外の医師(1408人)では114項目に、それぞれ半数以上が「実施可能」と回答しているのに対し、有床診療所の医師(51人)の半数以上が「実施可能」としたのは45項目(手術などの22項目を除く)と少数で、看護師の業務拡大に対する温度差が表れた。

■創設後の特定看護師(仮称)には人工呼吸器装着中患者のウイニングなどを期待

これを特定看護師(仮称)に限ってみると、「制度が創設された場合に特定看護師(仮称)が実施可能」とする医師の回答が多かった項目は「人工呼吸器モードの設定・変更の判断・実施」(51・3%)、「人工呼吸器装着中の患者のウイニングスケジュール作成と実施」(50・2%)、「血液透析・CHDFの操作、管理」(48・8%)などであった。

これらの医行為については、特定機能病院の医師および特定機能病院以外の医師において同様の結果が得られたが、有床診療所では、半数に届く医師が「特定看護師(仮称)が実施可能」

としたのは、「家族計画（避妊）における低容量ピルの選択・使用」（50・0％）の1項目のみであった。

■一般看護師は認定・専門看護師に比べ看護業務の拡大に消極的

一方、看護師の回答では、半数以上が「今後、特定看護師（仮称）を含む看護師が実施可能」とした医行為は「低血糖時のブドウ糖投与」（94・9％）、「訪問看護の必要性の判断・依頼」（93・8％）、「12誘導心電図検査の実施」（93・6％）、「導尿・留置カテーテルの挿入の実施」（93・4％）などの73項目であった。

これを看護師の種別でみると、調査対象となった203の医行為について、半数以上が「今後、特定看護師（仮称）を含む看護師が実施可能」と回答したのは、認定看護師（658人）では125項目、専門看護師（277人）は147項目であったのに対し、それ以外の一般の看護師は75項目とほぼ半分であり、看護業務の拡大に一般看護師は消極的との結果が出た。

■導入後の特定看護師（仮称）には褥創壊死組織のデブリードマンや人工呼吸器装着患者のウイニング等を期待

また、今後について「特定看護師（仮称）が実施可能」と半数以上が回答した医行為は、認定看護師では「褥創の壊死組織のデブリードマン」（69・9％）、「痛みの強さや副作用症状に応じた非オピオイド・鎮痛補助薬の選択と投与量・用法調整：WHO方式眼疼痛治療法等」（69・5％）などの24項目、専門看護師では52項目、それ以外の一般看護師では3項目で、そのトップはいずれも「人工呼吸器装着中の患者のウイニングスケジュール作成と実施」で、それぞれ77・1％、51・2％であった。

一方、「医師が実施すべき」医行為として医師の回答が80％を超えたのは203項目中9項目と少なく、多い順にみると「神経ブロック」（91・2％）、「胸腔穿刺」（89・2％）、「中心静脈カテーテル挿入」（87・8％）などであった。

■看護師が考える今後他職種による実施が可能な業務

調査はまた、看護師（訪問看護ステーションを除く）のみを対象に、「看護師が現在行っている業務の中で、他職種による実施が適当と考えられる業務」について、11項目を挙げ、質問している（この場合の他職種とは、薬剤師、診療放射線技師、臨床検査技師、臨床工学技士、理学療法士、作業療法士、言語聴覚士、歯科衛生士、管理栄養士、栄養士、事務職員、看護補助者等をさす）。

回答した看護師（5515人）が「今後、他職種による実施が適当」とした業務の上位は、「持参薬整理や内服薬の分包等の管理」（79・0％）、「カルテ等の書類整理」（74・3％）、「注射薬のミキシング」（72・7％）、「案内（病棟オリエンテーションや病院案内等）」（69・2％）など。逆に、「他職種による実施が適当」との回答が少なかったのは、「看護記録等の入力」（9・0％）、「説明（検査や処置に関する事前説明等）」（40・7％）で、この2項目以外については、すべて半数以上が「他職種による実施が適当」としていた。

ワーキンググループは、この結果を基礎資料とし、今後実施する看護系学会・職能団体等を対象とするアンケート調査や聞き取り調査等の結果、さらには「特定看護師（仮称）養成　調査事業」の実施状況等を踏まえ、安全性や医療現場の実態に十分配慮しつつ、チーム医療を推進す

るための看護業務範囲に関する具体的な取りまとめをしていくとしている。（文責　編集部）

⑫日本医師会実施の看護業務実態調査結果（２０１０年10月29日 第３回チーム医療推進会議　資料７　日本医師会調査「看護職員が行う医行為の範囲に関する調査」結果）＜抜粋・編集＞

厚生労働省の「チーム医療推進会議」委員を務める日本医師会の藤川謙二常任理事は、２０１０年10月29日の第３回会合で、厚生労働省の研究班と同じ２０３項目で日本医師会が実施した「看護職員が行う医行為の範囲に関する調査」結果の概要を公表。先に示された研究班の調査結果とは部分的な乖離が見られ、出席委員からは「その分析が必要」との意見が出た。

■回答者3525人の約5割が病院勤務——その約6割が199床以下

それによると、本調査は2010年8月、全国の都道府県医師会と郡市区医師会の役員を中心に、医師と看護師・准看護師（以下、看護職）合わせて9120人（研究班は推計4万8030人）を対象に実施した。その結果、有効回答数は医師3525人、看護職3506人の計7031人（同8104人）で、回答率は77・0％（同16・9％）。回答者のうち医師114人、看護職175人は研究班の調査にも回答していた。

回答者の医療機関の種別は、病院が医師（53・0％）と看護職（53・9％）でともに最も多く、次いで無床診療所（医師36・3％、看護職34・9％）、有床診療所（同10・0％、同10・1％）など。病院の病床規模では医師と看護職ともに199床以下が約6割を占めたが、研究班の調査では、回答者の8割強が病院勤務で、その過半数が500床以上の大病院だった。

■臓器・手術器械保持など手術の助手行為実施に——研究班調査結果との乖離

調査結果によると、リストアップされた医療処置203項目中30％以上が「現在、看護職が実施している」と回答したのは、医師で29項目、看護職では49項目で、いずれもトップ（医師

77・7％、看護職88・1％）は、「導尿・留置カテーテルの挿入の実施」であった。

一方、研究班の調査では「現在、看護職が実施している」との回答が、医師16・1％、看護職13・6％と比較的低率であった「手術時の臓器や手術器械の把持及び保持（気管切開等の小手術助手）」に対し、この調査では医師51・8％、看護職48・3％と、ほぼ半数が「実施している」と回答しており、2つの調査結果に乖離が見られた。また、「手術時の臓器や手術器械の把持及び保持（手術の第一・第二助手）」を「看護師が現在実施している」と回答した医師は、研究班調査では10・8％であったのに対し、本調査では42・3％、看護職回答でも8・5％に対し40・3％と、大きな開きがあった。

■創設後の特定看護師（仮称）には、「患者・家族・医療従事者教育」を期待

これを特定看護師（仮称）に限ってみると、「制度が創設された場合に特定看護師（仮称）の実施が可能」とする回答が20％を超えたのは、医師では29項目、看護職は34項目で、そのトップはいずれも「患者・家族・医療従事者教育」（医師28・0％、看護職員30・7％）だった。

研究班の調査結果では、「人工呼吸器モードの設定・変更の判断・実施」（51・3％）、「人工

呼吸器装着中の患者のウイニングスケジュール作成と実施」（50・2％）、「血液透析・CHDFの操作、管理」（48・8％）など、ほぼ半数の医師が「特定看護師（仮称）が実施可能」と回答した項目が見られ、4割を超えるものも多かったのに対し、本調査では最高でやっと3割と、ここにも両調査ですれ違いが認められた。

研究班調査で「実施可能」とする医師回答が多く、特定看護師（仮称）に実施を期待された「人工呼吸器モードの設定・変更の判断・実施」「人工呼吸器装着中の患者のウイニングスケジュール作成と実施」等の項目は、一般看護職との比較では特定看護師（仮称）が「実施可能」とする割合が上回ったが、いずれも6割以上が「今後、医師が実施すべき」との回答だった。

本調査結果の報告に、委員からは「実施可能とする根拠があいまいなままでは調査が形骸化する」との懸念が示された。一方、「いままで実態がわからなかっただけに貴重なデータだ」と、両調査を評価する声も上がった。藤川委員は、さらに詳細な分析結果を、今後は看護業務検討ワーキンググループで報告することを約束。会議は今後、両調査のすれ違いを詳細に分析し、今後の検討に反映していくとしている。

（文責　編集部）

13 特定看護師（仮称）養成 調査試行事業 実施要綱（2010年6月17日 チーム医療推進のための看護業務検討ワーキンググループ 資料）〈抜粋〉

1 事業の目的

○チーム医療の推進に関する検討会報告書（平成22年3月19日取りまとめ）において、特定看護師（仮称）の要件については、医療現場や養成現場の関係者等の協力を得て、専門的・実証的な調査・検討を行った上で決定する必要があると提言された。

○本事業は、当該報告書の提言を受け、専門的な臨床実践能力を有する看護師の養成に取り組む修士課程、研修課程等に幅広く協力を得て先導的な試行を実施し、当該課程のカリキュラムの内容や実習の実施状況等に関する情報を収集するものである。

○なお、本事業は、特定看護師（仮称）の要件等を検討する際に必要となる情報や実証的なデータを収集することを目的として実施するものであり、「特定看護師（仮称）養成 調査試行事業実施課程」としての指定は、今後、特定看護師（仮称）の養成課程として認められることを保証するものではない。

2 事業内容

(A) 修士課程 調査試行事業

一定の基準を満たす修士課程を「特定看護師（仮称）養成 調査試行事業実施課程（修士）」に指定し、当該課程からカリキュラムの内容や実習の実施状況等に関する情報の報告を受ける。

(B) 研修課程 調査試行事業

一定の基準を満たす研修課程等（看護師〔免許取得後〕を対象として学会や研修センター等が実施するもの）を「特定看護師（仮称）養成 調査試行事業実施課程（研修）」に指定し、当該課程からカリキュラムの内容や実習の実施状況等に関する情報の報告を受ける。

(C) 養成課程 情報収集事業

（A）又は（B）以外の修士・研修課程を対象として、現在実施しているカリキュラムの実態に関する情報及び特定看護師（仮称）の養成のための新たなカリキュラムや実習の内容に関する提案を受け付ける。

※（A）及び（B）の事業は、「特定看護師（仮称）」という新たな枠組みの構築に向け、法制化を視野に入れつつ、「特定の医行為」の範囲（特定看護師（仮称）の業務範囲）や当該行為を安全に実施するために必要なカリキュラムの内容等を実証的に検討するに当たり、厚生労働省の関与の下、一定の期間、検討に必要な情報・データを収集する目的で実施するものである。このような事業の趣旨にかんがみ、「特定看護師（仮称）養成 調査試行事業実施課程」においては、十分な安全管理体制を整備していること等を条件に「診療の補助」の範囲に含まれているかどうか不明確な行為について実習して差し支えないこととする。

3 「A修士課程 調査試行事業」及び「B研修課程 調査試行事業」

（1）実施方法

○「A修士課程 調査試行事業」及び「B研修課程 調査試行事業」の実施期間は、当面、平成23年3月までとする。なお、事業の実施状況等によっては、平成23年4月以降も継続して募集・実施することとする。

(3) 指定基準

○「特定看護師(仮称)養成 調査試行事業実施課程」と称すること。
○臨床実践能力を習得する上で必要な基礎科目(臨床薬理学等)を必修としていること。
○演習・実習科目を必修とするとともに、実習場所(病院等)を確保していること。
○教員・指導者に相当数の医師が含まれること。
○実習科目における安全管理体制を整備していること。

⑭特定看護師（仮称）養成 調査試行事業の指定・情報提供一覧（2010年10月6日 第4回チーム医療推進のための看護業務検討ワーキンググループ 資料2）＜抜粋＞

（五十音順）

（A）修士課程 調査試行事業
16大学院32課程

◇大分県立看護科学大学大学院 看護学研究科（老年、小児）
◇大阪府立大学大学院 看護学研究科（急性期、がん）
◇岡山大学大学院 保健学研究科（がん）
◇熊本大学大学院 保健学教育部（精神）
◇慶應義塾大学大学院 健康マネジメント研究科（老年）
◇高知女子大学大学院 看護学研究科（がん、老人、小児、精神、在宅）

◇国際医療福祉大学大学院 医療福祉学研究科（慢性期）
◇順天堂大学大学院 医療看護学研究科（慢性期）
◇聖路加看護大学大学院 看護学研究科（老年、小児、精神、在宅、周麻酔期）
◇千葉大学大学院 看護学研究科（がん）
◇東京医療保健大学大学院 看護学研究科（クリィティカル）
◇徳島大学大学院 保健科学教育部（がん）
◇新潟大学大学院 保健学研究科（慢性期）
◇日本赤十字看護大学大学院 看護学研究科（慢性期）
◇兵庫県立大学大学院 看護学研究科（慢性期、がん、老人、小児、母性、精神、在宅）
◇北海道医療大学大学院 看護福祉学研究科（プライマリ・ケア）

（B）研修課程 調査試行事業

1研修機関3課程

◇日本看護協会 看護研修学校（救急、皮膚・排泄ケア、感染管理）

(C) 養成課程 情報収集事業

19大学院34課程、2研修機関2課程

[大学院]

□青森県立保健大学大学院 健康科学研究科(クリティカルケア、小児、母性)
□石川県立看護大学大学院 看護学研究科(がん、老人、子どもと家族)
□大阪大学大学院 医学系研究科(がん)
□大阪府立大学大学院 看護学研究科(母性:リプロダクティブヘルス)
□北里大学大学院 看護学研究科(クリティカル、がん、母性、)
□京都橘大学大学院 看護学研究科(老人、母性)
□久留米大学大学院 医学研究科(がん)
□群馬大学大学院 医学系研究科(がん、老年)
□慶應義塾大学大学院 健康マネジメント研究科(がん、精神)
□高知女子大学大学院 看護学研究科(家族)
□高知大学大学院 総合人間自然科学研究科(クリティカルケア、高齢者)

□滋賀医科大学大学院 医学系研究科（皮膚・排泄ケア）
□聖隷クリストファー大学大学院 看護学研究科（がん）
□千葉大学大学院 看護学研究科（がん・老人・小児・母性・精神：専門看護師強化コース）
□東海大学大学院 健康科学研究科（クリティカル）
□東京女子医科大学大学院 看護学研究科（クリティカルケア、がん、老年、小児、精神）
□東北文化学園大学（周術期・救急）
□兵庫医療大学（クリィティカル）
□広島大学大学院 保健学研究科（慢性期、がん）

【研修機関】
□北里大学 看護キャリア開発・研究センター（新生児集中ケア）
□広島大学大学院 保健学研究科附属先駆的看護実践支援センター）（新生児集中ケア）

あとがきにかえて

対談から、「はや」というべきか、「まだ」なのか、いずれにしろ3週間が過ぎた。

起こされた録音データを繰り返し読み直し、構成を考え、編集する日々だったが、この間、「チーム医療の推進に関する検討会」の提言を受けてスタートした具体策実現に向けた検討作業は、さまざまなところで、かなりのハイピッチで進められており、その動向に気をとられながらの編集作業となった。

10月29日には、対談の中でも話題にのぼり、最大の気がかりの一つであった日本医師会による看護業務実態調査の結果が公表された。調査対象が多少異なるだけに、厚生労働省研究班によるものとは微妙に乖離した結果となったようである。

この調査結果を、看護業務検討ワーキンググループの座長を務める有賀徹氏はどう受け止め、いかにさばいて次のステップに歩を進めていくのだろうか——。

そんなことを考えながら、見るともなしにふとテレビに目を移すと、都内の某幼稚園の映像が流れていた。

姿の見えない声だけのインタビュアーが、園児たちに、

「大きくなったら君は何になりたいの」

と尋ねている。よくある質問だ。

「花屋さん」「ケーキ屋さん」「サッカー選手」「会社の社長さん」……。

ちょっと前まで女の子なら「看護師さん」が多かったのに、最近は人気がないのかなと、寂しい気持ちになった、ちょうどその時、
丸顔の、かわいい目をした男の子が、カメラの前に一目散に駆けてきて、

「僕は看護師さんになる!!」

こう、大きな声で答えたのには、ちょっと驚かされた。

インタビュアーも意外に思ったのだろう。

「君はお医者さんじゃなくて看護師さんなの?」

と聞き直した。これに男の子は、即答した。

「だって入院している僕のおばあちゃんが、看護師さんはやさしくて、何でもやってくれてありがたいよ。シンちゃんも、大きくなったら看護師さんになれたらいいね。みんなに喜ばれるよ、って言うんだもん」――。

舌足らずながら、はっきりそう言うと、また一目散に仲間のところへ戻って行った。

園児のこの言葉に、対談の中で有賀氏が話していたことをハタと思い出した。

「患者さんの生活を四六時中看て、実効的支配をしている看護師さんが、明らかに(チーム医療の)キーパーソンですよ」

看護師への期待はやはりそこにあるのだと、シンちゃんに諭された気分である。

本書がタイトルにあげている「特定看護師（仮称）」は、看護職の二大業務のうち、「診療の補助」の部分の話として語られがちである。しかし、実際はそうではない。

看護職には、他のどの職種にもない「療養上の世話」という専門性があり、患者の生活に不都合がないように常に見守っている。だからこそ、異変にはいち早く気づくことができるし、その時はできるだけ速やかに対処して「患者さんを一刻も早く苦痛や危険から守りたい」と願う。

この気持ちが煮詰まって、今、看護の役割を拡大するための新しい枠組みとして、特定看護師（仮称）の創設という話になっているのではないだろうか。

だから、他の誰でもない。看護職のみなさんにこそ、特定看護師（仮称）の創設を、その「療養上の世話」の部分から出てきた話として捉え、仲間内のみならず周辺の他職種の方々とも議論を尽くしていただきたいと考えるのだが、いかがだろうか。

いずれにしても当編集部は、結論が出るまで、そして結論が出た後も、ことの推移を追い続け、本書の第2弾、第3弾を随時お届けするつもりである。この先もお付き合いいただけたら幸いである。

最後になりましたが、有賀徹、中村惠子の両先生には、一言では書き尽くせないほどのご協力をいただきました。心より感謝申しあげるとともに、引き続きのお付き合いをお願いする次第です。

2010年11月吉日

編集部

●参考文献

1）厚生労働省：チーム医療の推進について―チーム医療の推進に関する報告書、2010
2）2009年10月5日 厚生労働省第２回チーム医療の推進に関する検討会、資料２／桐野高明：医師のマンパワーとチーム医療
3）野村陽子：チーム医療の推進と新たな看護師の役割について、第14回日本看護管理学会年次大会 講演資料、2010
4）2009年8月28日 厚生労働省第１回チーム医療の推進に関する検討会、資料１／チーム医療の推進に関する検討会開催要綱
5）2009年11月24日 厚生労働省第５回チーム医療の推進に関する検討会、資料２／有賀委員配布資料
6）2009年10月5日 厚生労働省第２回チーム医療の推進に関する検討会、資料１／事務局提出資料（看護師の業務範囲に関する法的整理について）
7）2010年5月12日 厚生労働省第1回チーム医療推進会議、資料２／報告書の提言に対する厚生労働省の対応について
8）厚生労働省：新たな看護のあり方に関する検討会報告書、2003
9）2010年5月26日 厚生労働省第１回チーム医療推進のための看護業務検討ワーキンググループ、資料１／チーム医療推進のための看護業務検討ワーキンググループ開催要綱、資料２／今後の検討の進め方
10）2010年10月6日 厚生労働省第４回チーム医療推進のための看護業務検討ワーキンググループ、資料３／東京医療保健大学大学院ヒアリング資料、クリティカル領域における特定看護師（仮称）育成のためのカリキュラム
11）日本NP協議会規約 http://www.jnpa.jp/up_file/JNPA_kiyaku.pdf

有賀　徹　あるが・とおる
1976年東京大学医学部卒業。日本医科大学付属病院救命救急センター、東京大学医学部附属病院救急部、公立昭和病院救急部長などを経て、94年より昭和大学医学部教授、2000年より昭和大学病院副院長。日本臨床救急医学会代表理事／東京都脳卒中医療連携協議会会長など。厚生労働省「チーム医療の推進に関する検討会」委員／「チーム医療推進のための看護業務検討ワーキンググループ」座長。

中村　恵子　なかむら・けいこ
1968年北海道衛生学院看護学科卒業。弘前大学大学院人文社会学研究科修了。北海道立札幌医科大学付属病院、杏林大学医学部付属病院看護部長、杏林大学保健学部教授、青森県立保健大学教授を経て、2006年より札幌市立大学教授、看護学部長、副学長。日本看護協会認定看護師制度委員会委員長、日本救急看護学会代表理事、日本臨床救急医学会理事、日本クリティカルケア看護学会監事など。

へるす出版新書　017

「特定看護師（仮称）」とは何か?
新時代のチーム医療推進に向けて

発行日　2010年12月7日　第1版第1刷発行

対談者　有賀　徹／中村恵子
発行　株式会社へるす出版事業部
東京都中野区中野2-2-3　〒164-0001
TEL03-3384-8177　FAX03-3380-8627
販売　株式会社へるす出版
東京都中野区中野2-2-3　〒164-0001
TEL［販売］03-3384-8035　FAX［販売］03-3380-8645
振替　00180-7-175971

印刷・製本　株式会社ナポ

ISBN978-4-89269-674-9
へるす出版ホームページ http://www.herusu-shuppan.co.jp

既刊案内

へるす出版新書 015

もうひとつの謎解き

医師の眼で読む、おすすめ小説 23

小川道雄／市立貝塚病院総長

毎月数千点出版されるという本の中には、実に多数のエンターテインメント小説が含まれている。読書好きの著者が、その中からおすすめ作品を選び、それをさらに医師の視点で読み解き、紹介している。小説を楽しむだけでなく、読みすすめば医学・医療の進歩にも触れることができる、まったく新しい形式の「読書案内」。

『きみに読む物語』『深追い』『時の渚』『メッセージ　イン　ア　ボトル』『いつもそこに　あなたがいた』『片想い』ほか、「必ず読みたくなる!」23冊をラインアップ。

定価 1,260 円　ISBN978-4-89269-682-4

へるす出版新書 016

「攻めの救急医療」15 分ルールをめざして

脚光をあびるドクターヘリの真実

益子邦洋／千葉北総病院救命救急センター長

「守りの救急医療」から「攻めの救急医療」へ。救えるはずの命を確実に救うために、いま救急医療のあり方が問われている。

本書では、その解決策の 1 つとして注目されているドクターヘリに焦点を当て、その誕生から活動の実際、将来展望について、フジテレビ系列で放映された人気ドラマ『コードブルー』に触れながら、具体的にわかりやすく解説している。同ドラマは、著者が医療監修を務めた。

定価 1,260 円　ISBN978-4-89269-684-8